RECHERCHES

SUR LA NATURE ET LE TRAITEMENT

DU

CHOLÉRA ÉPIDÉMIQUE

RECHERCHES

Sur la Nature et le Traitement

DU

CHOLÉRA ÉPIDÉMIQUE.

(OBSERVATIONS RECUEILLIES AU HAVRE-GRAVILLE)

1848 - 1849 - 1855,

PAR

F. V. BEAUREGARD.

DOCTEUR EN MÉDECINE,

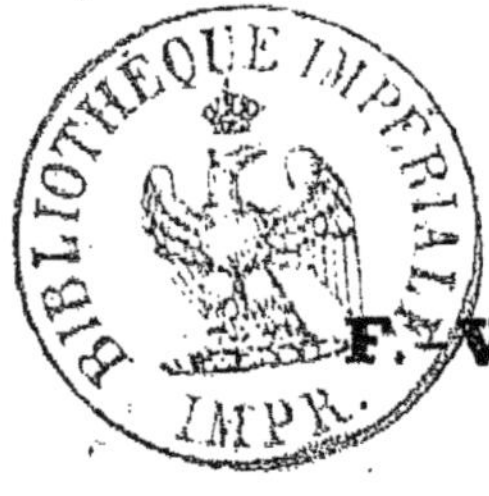

LICENCIÉ ÈS-SCIENCES NATURELLES, EX-PHARMACIEN INTERNE DES HÔPITAUX CIVILS DE
PARIS, SECRÉTAIRE DU CONSEIL DE SALUBRITÉ POUR L'ARRONDISSEMENT DU HAVRE,
MEMBRE DE PLUSIEURS SOCIÉTÉS SAVANTES, LAURÉAT DE LA SOCIÉTÉ
LIBRE D'ÉMULATION DE ROUEN, — 1850-1852.

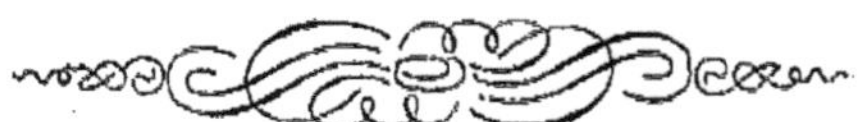

HAVRE

IMPRIMERIE DE CARPENTIER ET COMPAGNIE,

RUE DE LA HALLE., Nº 29.

—

EN VENTE CHEZ TOUS LES LIBRAIRES.

—

1854.

AVANT-PROPOS

Lorsque j'étais encore enfant, mon père, brave et laborieux ouvrier, honnête et loyal autant qu'intelligent, n'avait pour toute fortune que ses bras et du courage. — Lisant, dans son propre passé, l'avenir du pauvre petit dont il devait décider le sort, et prévoyant, dans sa simplicité pleine de sollicitude, toutes les souffrances qui l'attendaient au seuil de la vie, il *voulut* le rendre, au prix de ses sueurs, sinon riche, du moins heureux, — il *le voulut* avec une énergie, une abnégation, un dévoûment, une persévérance indicibles, — et ce qu'il *voulut, il le fit.*—C'est donc à mon père seul, qu'après Dieu, je dois tout. — Si j'ai acquis quelque talent, quelque considération parmi mes concitoyens, c'est grâce au soin que j'ai constamment pris de suivre ses conseils, d'écouter ses avis ; c'est pourquoi je lui dédie affectueusement ce travail, fruit de longues et sérieuses méditations, de sévères et consciencieuses observations.

Quelques hommes de cœur et de bien m'ont tendu la main dans ma difficile carrière de jeune homme, — tels sont : MM. A. Blondeau, Boutron-Charlard, A. Malbranche et Ch. Baron, médecin du Bureau central à Paris, tous mes amis de maintenant, ce dont je bénis chaque jour le ciel ; —dans le même temps, il en est un encore qui m'a toujours accueilli, aimé, soutenu, encouragé, et qui, pendant longtemps, m'a fait généreusement partager et son toît et sa table, c'est M. T.-A. Quévenne, pharmacien en chef de l'hôpital de la Charité, chimiste et physiologiste éminent, mais dont assurément l'aménité, la modestie et la bienveillante cordialité surpassent le talent et la science profonde ; qu'il me soit permis de payer ici la dette de ma reconnaissance en l'associant à mon père dans la dédicace de cet ouvrage.

En publiant ce mémoire, inséré déjà dans *les comptes-rendus de l'Institut* (tôme XXVIII, pages 781 et suivantes), je ne cède point à une vaine pensée d'ostentation,— non,— je veux seulement, dans l'intérêt de tous, tenter de populariser un *traitement efficace et éprouvé* contre le choléra épidémique.

Ce traitement n'est pas de moi,— il a même été longtemps mis à *l'index* comme purement *empirique*, — c'était, à mon avis, une grave erreur, je dirai même plus, ce traitement, *traditionnel* dans l'Inde, me paraît constituer véritablement le traitement *rationnel* du fléau cholérique, c'est ce qui ressort du moins des études suivies auxquelles je me suis livré.

Quant à la *nature du choléra*, j'ai, le premier de tous les auteurs, émis l'opinion qu'elle résidait dans une *Névrose du Grand Sympathique*, et cette importante donnée, qui m'appartient sans partage ni conteste, est en train de faire aujourd'hui, sans grand bruit mais à coup sûr, son chemin dans le monde scientifique, à tel point que les savants docteurs Rillet et Barthez dont tout le monde connaît le brillant talent d'investigation, définissent *l'entérite cholériforme* des enfants, une irritation des intestins *avec Névrose du Grand Sympathique*. (Traité des Mal. des Enfants, tôme II, édition 1853).

J'ai l'espoir, du reste, que ce travail sera lu avec quelque intérêt, puisqu'il m'a déjà valu les encouragements de M. le docteur Récamier et les félicitations écrites les plus honorables et les plus bienveillantes de M. le professeur Fouquier et de M. Dubois (d'Amiens), secrétaire perpétuel de l'Académie de Médecine.

Dr BEAUREGARD.

Le Havre-Graville, le 1er Janvier 1854 (1).

(1) Incessamment nous publierons un autre Memoire contenant des preuves anatomo-physiologiques qui établiront sans réplique, que les phénomènes cholériques sont bien réellement le résultat d'une NÉVROSE, d'une SUR-EXCITATION du nerf grand sympathique, ainsi que nous l'avons établi dès 1849 et soutenu depuis cette époque.

Le Havre-Graville, le 15 Janvier 1854.

RECHERCHES

Sur la Nature et le Traitement,

DU

CHOLÉRA ÉPIDÉMIQUE

PAR LE DOCTEUR

F.-V. BEAUREGARD.

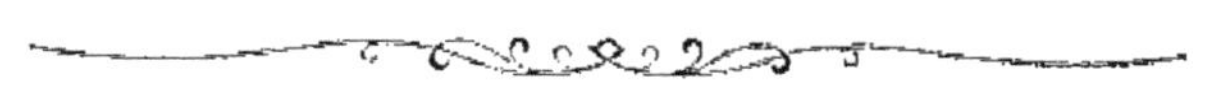

Dans un excellent ouvrage publié en 1849, M. le professeur Amb. Tardieu a donné du choléra-morbus la définition suivante :

« C'est une maladie pestilentielle, originaire des Indes orientales
» d'où elle s'est étendue épidémiquement à tous les points du globe,
» caractérisée par un flux gastro-intestinal particulier, une altéra-
» tion toute spéciale du sang et par un trouble profond de l'inner-
» vation de la circulation et de l'hématose (1) ».

La nature de l'affection cholérique n'est point déterminée ; elle est encore aujourd'hui la source de douloureuses incertitudes, malgré les consciencieuses recherches d'une foule d'hommes éminents, désireux d'arriver à la connaissance de ce problème dont la solution doit évidemment conduire à de précieuses applications thérapeutiques pour le traitement de cette maladie ; afin de bien constater ce fait aussi pénible que regrettable, je vais, en entrant en matière,

---

(1) Du choléra épidémique par Amb. Tardieu, p. 1, chap. 1ᵉʳ.

exposer brièvement les nombreuses opinions émises sur ce grave sujet.

Le choléra, suivant quelques praticiens, est une affection exclusivement nerveuse ; partant on en a fait une *névrose de l'axe cérébro-spinal*.

Suivant d'autres, c'est une maladie du *foie* et de la *vésicule biliaire*, et cela à cause des vomissements biliaires qu'on observe quelquefois au début.

S'il faut en croire M. Levicaire, médecin fort capable de Toulon, c'est une *décomposition du sang*, avec formation spontanée d'acide *hydrocyanique* dans l'économie animale, tandis que certains observateurs admettent que c'est un *catarrhe de la muqueuse intestinale*, ou une *surexcitation des glandes de Payer*, ou bien une *maladie de Pancréas*, ou enfin une *altération de la lymphe ;* suivant quelques autres encore, c'est une *asphyxie*, tandis qu'un bon nombre prétendent que l'affection cholérique réside dans un état pathologique *particulier des ganglions semi-lunaires* et surtout dans une maladie essentiellement *inflammatoire du tube digestif*.

Pour terminer cette longue énumération d'hypothèses sur le siége et la nature du choléra, disons que M. Deville, dans un très bon travail écrit en 1833, a établi que c'est une *altération de la sécrétion gastro-intestinale*.

Tel est l'énoncé rapide des principales opinions produites jusqu'à ce jour.

Il faut en convenir, chacune de ces théories paraît vraie dans les remarques spéciales qui ont servi à les établir ; mais la conclusion qu'on a tirée de ces observations particulières me paraît inexacte en ce qu'elle ne saurait s'appliquer généralement et absolument à *tous* les cas de choléra.

Quant au traitement, on conçoit que, n'étant pas fixé sur la partie lésée dans l'organisme, il en est résulté que la plus grande hésitation a toujours régné dans la médication pratiquée ; aussi, avec beaucoup de conscience et de bonne foi, a-t-on vanté l'emploi des médicaments les plus variés, les plus dissemblables et les plus extrêmes : le froid et le chaud ! les saignées et les toniques ! les sangsues et les stimulants? les purgatifs et les astringents ! les applications émollientes et les frictions irritantes ! les acides et les alcalis ! les émétiques et les narcotiques !.... En résumé, presque toutes les drogues se retrouvent en quelque sorte dans la matière médicale employée contre le choléra, l'oxigène, le chlore gazeux, le protoxite d'azote, le soufre, le phosphore, le mercure, le calomélas, le sous-nitrate de bismuth, le sulfate de soude, l'alun, l'émétique, le tannin, le sulfate de kinine, la poudre de Dower, l'ipécacuanha, le Huaco, l'extrait de noix vomique, la menthe, le ratanhia, le thé, les huiles de ricin, de cajeput, le camphre, le musc, l'assafétida, le safran, l'opium, l'éther, l'ammoniaque liquide, l'acétate d'ammoniaque, le bi-carbonate de soude, l'acide sulfurique, l'acide nitrique, etc., etc. Enfin quelques pratriciens n'ont rien fait du tout, et cette médecine..... expectante a vu quelques rares guérisons.

Quelle conclusion tirer de ces hypothèses incohérentes? de ces traitements douteux et toujours incertains? Doit-on se laisser entraîner à un scepticisme absolu en matière de guérison sur cette affection? Doit-on, en confessant son impuissance, ne rien faire au-delà? non certes ! Mais puisque des malades ont guéri, il s'agit de chercher dans les faits contradictoires connus, sévèrement étudiés, et dans nos propres observations une corrélation, un rapport qui conduise à une donnée de laquelle devra découler un *traitement rationnel*, aussi certain que possible, *applicable avec succès* dans tous les cas.

Avant d'exposer le résultat de mes recherches personnelles, je vais esquisser rapidement la physionomie présentée par l'épidémie à Graville-le-Havre où je l'ai étudiée (1).

Lors de son début dans notre localité, le choléra frappa de préférence des malades affaiblis depuis longtemps par des affections chroniques, ou des personnes exténuées de privations; presque en même temps, il atteignit des gens livrés à l'ivrognerie, à la débauche ou à la malpropreté : il attaqua surtout les vieillards, puis les hommes faits, mais beaucoup moins que les femmes et les enfants, il fit de cruels ravages dans une famille sujette aux refroidissements brusques, par suite de son genre de travail et par l'exposition constante de son habitation aux coups de vents du nord; le choléra sévit encore avec une extrême violence dans la rue Ste-Marguerite, rue basse, étroite, sale et rendue malsaine par le voisinage d'égouts et de criques.

(1) 1848 — 1849.

J'ai noté soigneusement aussi la *bizarrerie remarquable de la marche* capricieuse de ce fléau, qui, après avoir séjourné pendant quelques semaines à peu près *exclusivement* dans le quartier des Quatre-Chemins et dans le Perrey, lieux tout-à-fait situés sur le bord de la mer, sauta brusquement dans la section de l'Abbaye-de-Graville, franchissant ainsi une lieue de pays environ, toute couverte d'habitations, sans y faire une seule victime, les vents étaient alors *nord-ouest*, et la direction prise par l'épidémie en éclatant à la côte Hardouin, était *ouest-nord* au lieu d'être *sud-est*, comme cela eût dû se faire si les vents servaient de propagateurs à cette épidémie, puis, chose remarquable, après avoir éclaté dans le point extrême de Graville, le choléra revint sur la route qu'il avait parcourue d'un bond, en quelque sorte, et cela malgré les vents d'ouest qui soufflaient avec force ; puis de là, se dirigea vers le *sud* pour aller frapper deux vieillards à la pointe de l'Ilet à l'Eure.

Dans presque tous les cas, on vit l'invasion cholérique précédée de légers troubles gastro-intestinaux, mais quelquefois cependant, elle se fit *d'emblée* et elle fut alors généralement plus grave et plus rapidement mortelle.

Maintenant, je dois ici tracer le tableau des symptômes que j'ai toujours remarqués chez les cholériques près desquels je fus appelé.

Ils me paraissent être seulement de *deux ordres bien tranchés* ; les uns de dépression, d'annihilation des forces végétales organiques, les autres de réaction, d'expansion, de relèvement de ces mêmes forces.

Ce qui me conduit à diviser l'affection cholérique en deux périodes parfaitement distinctes.

· 1° *Période d'invasion,*

Caractérisée par des douleurs spasmodiques, des crampes, une sécrétion anormale et gastro-intestinale, le froid algide et la cyanose.

2° *Période de réaction,*

Qui peut être *franche* et modérée ou bien *inflammatoire, typhoïde comateuse* et parfois *spasmodique.*

PREMIÈRE PÉRIODE.

Dans la *première période*, dite *d'invasion*, le malade, aussitôt pris, éprouve de violentes coliques, des selles liquides et jaunâtres d'abord, puis bientôt claires et incolores, semblables à de l'eau pure ou plutôt à du petit lait ; au milieu de ces liquides on voit nager une matière blanche floconneuse comme de l'albumine demi-cuite, ou bien les selles ont un aspect *d'eau de savon* ou *d'eau de riz* caractéristique, elles sont excessivement répétées, le liquide secrété mouille le linge, mais ne le *salit pas* ou le salit à peine ; simultanément avec les gardes-robes surviennent des vomissements accompagnés d'un sentiment douloureux au creux de l'estomac, de crampes, parfois intolérables ; ces vomissements sont bilieux, jaunes ou verts au commencement ; quelquefois, mais rarement, ils deviennent filandreux ; plus ordinairement ils sont *aqueux* ou bien en liquide *eau de riz* complètement analogue à la matière des selles. Les traits se décomposent et prennent plus ou moins promptement l'expression *hypocratique*, cependant je dois dire que ce phénomène ne se montre pas toujours dès le début ; les yeux sont graduellement et profondément enfoncés dans les orbites, et l'on voit bientôt les extrémités envahies par une coloration bleuâtre qui se remarque d'abord à la base des ongles, aux doigts des mains et des pieds, puis au pourtour des yeux et de la bouche ; le pouls radial, après avoir été grêle et filiforme, finit par disparaître plus ou moins complètement, un froid glacial s'empare des extrémités, de la face et de la langue ; enfin *ce froid cholérique* envahit tout le corps, l'haleine elle-même est parfois d'un froid humide, pénible à ressentir (1). Plus tard, une petite sueur gluante, désagréable au toucher apparaît dans la paume des mains, à la face, et se montre sur les membres. Tous ces accidents s'accomplissent au milieu de douleurs d'estomac et d'intestins toujours pénibles, souvent croissantes et affectant la forme de spasmes et de crampes du bas ventre, ces crampes se montrent quelquefois de prime-abord avec beaucoup d'intensité dans les jambes et les bras, mais je les ai presque toujours vues précédées par celles de l'estomac et des intestins.

La peau, d'une froideur glaciale, est sensiblement colorée en bleu aux extrémités, à la face, principalement autour des lèvres et aux paupières ; sur tout le reste du corps, elle offre une teinte ardoisée plus ou moins foncée, à laquelle se mêle accidentellement une teinte un peu jaune, ce qui, sur certaines parties du tronc,

---

(1) Ce phénomène m'a paru fréquent, mais non constant.

donne un reflet gris verdâtre ; c'est alors que sur les pieds et les mains la peau forme des plis *inertes*, qui disparaissent dans la période suivante.

DEUXIÈME PÉRIODE

Dite Période de réaction ou inflammatoire.

Quand, à l'aide d'un traitement quelconque, on est arrivé à modérer ou arrêter la première période qui, si elle n'était pas enrayée, déterminerait la mort, on voit les crampes, les selles séreuses et les vomissements diminuer de fréquence et d'intensité, puis disparaître ; la chaleur revient au tronc, à l'haleine, à la partie supérieure des membres, puis à la langue, à la face et enfin aux extrémités.

Pendant que la calorification s'opère ainsi, le pouls devient perceptible, puis il augmente peu à peu d'amplitude, et bientôt il devient fort et fréquent ; tout le système artériel bat vigoureusement et à mesure que la circulation se rétablit, la *cyanose* disparaît des organes qu'elle avait atteints, et fait place à une forte coloration rosée comme on l'observe dans la période chaude de la fièvre intermittente.

La petite sueur glaciale, visqueuse et collante de la fin de la première période est remplacée par une sueur copieuse et abondante ; la soif est ordinairement pressante, et dans quelques cas le malade semble rechercher avidement les boissons froides. Règle générale, *cette période inflammatoire est d'autant plus grave que la première période a été prolongée.* En effet, il me paraît bien notoire qu'un accès de choléra léger, dans la première période, donne toujours une fièvre de réaction peu inquiétante.

Dès le commencement de la période que je décris, à peu près toujours, il y a disparition des crampes intestinales ; il reste à la place un point plus ou moins douloureux à l'estomac (1) ; mais quand les crampes persistent on les observe surtout dans les membres inférieurs, où elles sont alors généralement tolérables.

A la suite de la phase fébrile cholérique, j'ai vu survenir sur un tiers des malades, un état typhoïde alarmant qui, dans presque la

---

(1) C'est ce que certaines personnes appellent la *barre* du choléra.

moitié des cas, a pris la forme *comateuse* mortelle trois fois sur cinq ; très souvent il resta une barre ou douleur épigastrique et intestinale assez notable, constante pendant huit jours environ, puis disparaissant pour revenir ensuite par crises auxquelles un état de santé complète finit par succéder. J'ai remarqué encore que chez tous à peu près, il y a eu tendance évidente au retour de la diarrhée et cela après plusieurs jours de bonne convalescence apparente. Cependant, chez six ou huit, il y eut , au contraire, constipation.

Dans un douzième des cas le choléra affecta la forme intermittente ; l'un des malades mourut au deuxième accès qui eut lieu précisément vingt-quatre heures après la première attaque.

Ces généralités posées, il me paraît important de rechercher maintenant quelle est la nature de l'affection cholérique ? Quant à moi je pense qu'on doit définir le choléra : « *Une maladie maligne,*
» *épidémique, qui peut prendre une apparence contagieuse dans des*
» *circonstances spéciales non déterminées. Son siège me paraît être*
» *dans une névrose du grand sympathique , qui produit des crampes*
» *et une perversion de sécrétion gastro-intestinale d'où résulte un*
» *flux séreux abondant, par suite duquel les éléments constitutifs du*
» *sang sont puissamment modifiés ; cette affection soudaine du grand*
» *sympathique est caractérisée par un froid glacial de l'habitude du*
» *corps et une lenteur circulatoire qui, jointe à l'épaississement du*
» *fluide nourricier, produit la stase du sang dans les vaisseaux ca-*
» *pillaires et comme conséquence la cyanose.* »

Je vais tâcher de démontrer l'exactitude des divers termes de cette définition.

1° J'ai dit que le choléra était une maladie *maligne*..... Qu'entend-on par cette dernière expression ?

Trousseau dit : « Qu'une affection est *maligne*, quand il y a imminence insidieuse de l'extinction directe et prochaine de la vie, et
» il ajoute : pour que cette extinction soit directe , il faut admettre
» que la force de résistance vitale de l'économie a été primitivement atteinte dans l'appareil nerveux, trisplanchinque, qui la re-
» présente par ses rapports avec les fonctions végétatives (1). »

Le même auteur cite Barthez, qui dit : « La résolution des *forces*
» *radicales* me semble être ce qui constitue les maladies malignes.

____

(1) Trousseau, page 375, 2ᵉ vol. , édition 1841.

» On entend par *forces radicales* la loi ou le rapport qui unit le *sys-*
» *tème nerveux* et le *système nutritif.* Pour les faire conclure à une
» fonction unique, un peu plus loin, il définit la *malignité* — une
» espèce de désordre qui porte sur les fonctions dont l'exercice est
» *actuellement* et *incessamment* nécessaire à la persistance de la vie. »

Je borne là les citations, elles suffisent amplement, je crois, pour établir la *malignité* de l'affection cholérique.

Je dis ensuite : « Qu'elle est *épidémique et pouvant prendre une*
» *apparence contagieuse dans des circonstances spéciales non déter-*
» *minées.* »

Le caractère *épidémique* du choléra est un fait avéré, hors de toute contestation ; mais sa forme *contagieuse* n'est pas admise par le plus grand nombre de praticiens ; moi-même je n'admets la contagion que dans des cas spéciaux, exceptionnels, mais enfin je crois qu'elle peut exister. Je l'ai constatée maintes fois dans des familles visitées par moi ou par mes confrères, — ainsi, à la côte Hardouin, je suis appelé, le 27 avril, pour soigner le père Lebas , malade du choléra ; il meurt la nuit suivante ; — le 28, au soir, sa femme est prise et succombe le jour suivant ; quelques heures avant sa mort, une fille Lebas, âgée de vingt ans, se mettait au lit atteinte par l'é-pidémie, et on la transportait à une demi-lieue de la maison, à la Mare-aux-Clercs ; le soir même, sa sœur, âgée de vingt-quatre ans, se trouvait également frappée par l'affection cholérique. Ces deux jeunes filles allaient mieux le surlendemain, quand à une heure après midi, leur frère, Pierre Lebas, demeurant aux Accacias, c'est-à-dire dans un endroit également éloigné de la côte Hardouin et de la Mare-aux-Clercs, tomba malade à son tour et alla mieux le lendemain, puis suc-comba quelques jours après, le 3 mai, à une imprudence inouïe qui détermina une seconde attaque cholérique rapidement mortelle.

Le même jour 3 mai, la femme Malandain, sa sœur, demeurant à la Mare-aux-Clercs, et qui avait reçu chez elle ses deux sœurs ma-lades, la femme Malandain, dis-je, fut prise de crampes et de selles séreuses, de froid et de cyanose dont elle guérit difficilement. Enfin le dimanche 6 mai, je fus appelé au bois de Bléville, hameau de la Jambe-de-Bois, pour soigner l'enfant Théodore Lebas qui succomba en huit heures à une attaque de choléra ; or, les membres de cette malheureuse famille étaient très unis et allaient fréquemment de chez l'un chez l'autre. — Je ne saurais m'expliquer les ravages successifs, quoique presque simultanés, du choléra dans une même famille habitant quatre points de la campagne fort éloignés les uns des autres et séparés par des bois, des champs, des vallons, si je n'admettais dans cette affection un caractère contagieux dans des circonstances particulières que je ne puis déterminer.

Autre Exemple :

Un de mes confrères soignait à Graville, cours Napoléon, un nommé Rivière, perruquier, atteint du choléra ; cet homme meurt le surlendemain de l'attaque. Le lendemain de sa mort, sa garde-malade, la femme Thomas éprouva de graves accidents cholériques que je parvins à enrayer ; quelques jours après, la femme Capelle, rue de Normandie, sœur de Rivière, meurt atteinte de l'épidémie ; sa mère, venue en toute hâte de Bolbec pour la soigner, retourna le lendemain dans son pays, à huit lieues de Graville : en arrivant elle est prise d'accidents cholériques et succombe après vingt-deux heures de souffrances. Elle avait une fille à Lillebonne, c'est-à-dire à une lieue et demie de l'endroit où elle était ; cette fille vient pour recevoir les derniers adieux de sa mère ; elle rentre ensuite chez elle à Lillebonne, est prise du choléra et meurt également. Je n'ai pas suivi plus loin mes observations sur cette famille ; mais, je le demande, ces faits ne sont-ils pas confirmatifs de l'opinion que je soutiens sur la nature accidentellement contagieuse du choléra ; car enfin, on ne saurait admettre dans ce dernier cas, que l'épidémie s'est développée chez tous ces individus, parce qu'ils étaient tous dans les mêmes conditions hygiéniques ou locales.

Je pourrais citer encore le ménage Thouroude, rue Kléber, 19. Le mari habitait le Havre, et la femme, Graville : le mari est pris du choléra le dimanche 13 mai ; sa femme va le voir, elle est prise soudainement de diarrhée ; elle revient chez elle à Graville, le 14, après la mort de Thouroude ; trois jours après, le 17 à midi, elle-même échappait à une violente attaque cholérique.

Je borne là mes observations, les croyant suffisantes pour motiver la conclusion suivante :

Le choléra peut prendre une apparence contagieuse dans des circonstances spéciales non déterminées.

3° J'ajoute : « Le siége du choléra me paraît être *dans une né-*
» *vrose du grand sympathique* qui produit des crampes et une per-

» version de sécrétion gastro-intestinale, d'où résulte un flux séreux
» abondant, par suite duquel les éléments constitutifs du sang sont
» puissamment modifiés. »

Pour bien sentir la valeur de cette assertion, il suffit de se rappeler les fonctions du grand sympathique, ce nerf qui se distribue à
tous les organes spécialement affectés à la vie animale, régit et co-
ordonne leur action respective ; il envoie des filets nerveux au
cœur, à l'estomac, au foie, aux intestins, à la vessie ; il s'anastomose
et communique par des plexus avec les nerfs de la moëlle épinière ;
or, comme son action propre est d'harmoniser les rapports végéta-
tifs et de faire fonctionner tous les organes pour l'entretien de la
vie, à l'insu *du moi*, il en résulte que la lésion de ce nerf produit
spontanément, et comme effet primitif, un trouble immense dans
toutes les fonctions animales ; *par suite de ce trouble, la vie est mise
brusquement et insidieusement en péril* (1).

Comme conséquence de cette action perturbatrice, on voit la sécrétion normale acide de l'estomac devenir alcaline, les sécrétions
intestinales subissent également la même altération,—tandis que la
sécrétion urinaire disparaît ou s'amoindrit, ce qui explique la présence de l'urée dans le sang des cholériques. Cette perversion des
sécrétions est accompagnée d'un flux séreux anormal considérable
d'où résulte la soustraction du sérum du sang ; — par le fait seul de
cette soustraction, il y a modification puissante dans les éléments
constitutifs du fluide nourricier qui devient plus dense, plus épais,
et dont le caillot se trouve beaucoup plus riche en globules sanguins
relativement à la partie séreuse restante, que ne l'est le sang d'une
personne bien portante. — Dès l'invasion de la maladie, même antérieurement aux vomissements et au flux gastro-intestinal, les malades accusent des crampes, des douleurs à l'estomac et aux intestins, crampes et douleurs qu'on observe toujours dans la gastrodynie
et dans l'iléus spasmodique, dans lequel, particulièrement, elles oc-
casionnent des souffrances atroces. — A mon avis, les crampes
cholériques sont l'expression de la névrose qui en rompant l'harmonie fonctionnelle des organes de la vie végétative, produit les

---

(1) Le choléra est une maladie qui, comme un accès de fièvre intermittente
pernicieuse, peut saisir soudainement l'homme bien portant et l'immoler en très
peu d'heures. (Récamier. — Recherches sur le Choléra, 1849, p. 7.)

mouvements péristaltiques désordonnés qui surexcitent d'une manière démesurée la sécrétion anormale du fluide séreux gastro-intestinal.

4° Je dis ensuite que le choléra est une affection soudaine du grand sympathique. Je regarde cette proposition comme à peu près prouvée par le paragraphe précédent, cependant, comme bon nombre d'opinions sérieuses ont été émises, qui tendraient à l'infirmer si elles étaient adoptées, je vais énoncer les plus saillantes pour les combattre et les ramener à la conclusion suivante.

« *La maladie cholérique est une affection soudaine du grand* » *sympathique.* »

1° D'après quelques auteurs, le choléra serait le *résultat d'une décomposition spontanée du sang, d'une sorte de fermentation*, mais les guérisons qui ont lieu prouvent assez que cette opinion est erronée; en effet, un sang en décomposition ne saurait se régénérer à moins de l'expulsion complète et absolue de la partie altérée ; car, supposons, chimiquement parlant, une véritable décomposition, une fermentation commencée, *rien ne saurait l'empêcher* d'avoir lieu dans toutes ses parties. Je pense qu'il en serait de même de la décomposition du sang qui, si elle commençait réellement, ne saurait s'arrêter. En opposition à cette théorie que je combats, je soutiens que dans le choléra il y a seulement diminution dans certains éléments du sang, et cela simplement par suite de la soustraction de la partie séreuse qui contient en dissolution les sels alcalins solubles ; — *rien de plus.* — Cette modification du sang par la diminution partielle d'un de ses éléments permet de poser la loi suivante. Règle générale, *toujours dans le choléra la densité du caillot sanguin augmente en raison directe de la gravité de l'affection*, c'est-à-dire, en d'autres termes, en raison directe de l'abondance du flux gastro-intestinal, qui, je le répète, est pris aux dépens du sérum du sang.

2° Un grand nombre de médecins ont écrit que le choléra était une *phlogose*, une inflammation gastro-intestinale !— mais, il existe une foule de cas dans lesquels les membranes ne sont pas même rouges après la mort ! — C'est surtout dans les choléras graves et rapidement mortels qu'on observe *le mieux* la pâleur des intestins, —et ce n'est que lorsque l'affection cholérique dure plusieurs jours avant de se terminer d'une manière funeste qu'on remarque la coloration intestinale et les traces d'une inflammation plus ou moins intense, — ce qui n'a rien de surprenant, puisque ces malades ont dû succomber dans la deuxième période cholérique ou période inflammatoire générale, ce qui me porte à penser avec grand nombre d'autres praticiens que la *phlogose* ou inflammation des organes digestifs est *secondaire et non primitive* dans le choléra ; — et de plus, comment supposer qu'une *phlogose* assez forte pour tuer en quelques heures puisse débuter d'une manière apyrétique et s'annoncer par un pouls filiforme d'une petitesse telle que bientôt il n'est plus perceptible ?... Non ! cela n'est pas possible ! et l'on sait pourtant que l'absence du pouls radial caractérise la première période cholérique (1).

3° Enfin, en 1833, M. Deville, dans un excellent travail, s'est efforcé de prouver que le choléra était une altération de sécrétion gastro-intestinale qui agit sur l'organisme.

1° Par la sur-excitation qui existe dans tout l'organe sécréteur.

2° Par la déperdition rapide du fluide qui en est le résultat, — déperdition qui, non seulement épuise le malade, mais modifie le sang par la soustraction rapide de sa partie séreuse.

Je ne saurais exclusivement admettre la rapide gravité des conséquences tirées par M. Deville de l'altération de la sécrétion gastro-intestinale.

En énonçant cette altération de sécrétion, cet auteur n'a fait que constater un *effet secondaire apparent* qui est certainement irrécusable et bien constaté, mais comme il ne saurait y avoir d'effet sans cause, je pense, moi, que la lésion qui produit cette *altération de sécrétion comme conséquence*, se trouve dans une affection soudaine du grand sympathique, laquelle seule rend bien raison de la perversion observée dans les fonctions sécrétoires gastro-intestinales et autres.

____

(1) « Je rougirais de discuter sérieusement la valeur de quelques follicules intes-
» tinaux trouvés par hasard et qu'on ne trouve jamais après le sixième jour ; ainsi
» que la valeur de la stupeur cérébrale et nerveuse, qualifiée de fièvre typhoïde !!...
» Je n'ajoute qu'une remarque, est-il certain que chez les cholériques arrivés aux
» portes de la mort, une réaction salutaire a pu s'établir et que ces malades ont
» pu passer presqu'immédiatement de l'agonie à la convalescence ? Certes, d'autres
» ont vu cela comme nous ; que signifient donc ces quelques follicules de *Peyer*
» ou de *Brunner* en présence de ces résurrections aussi soudaines que celles d'un
» épiletique, etc. » (Récamier. — Recherches sur le Choléra asiatique, 1849, p. 7.)

Après cette courte discussion des hypothèses proposées, je reprends et je dis, que le choléra est *une névrose du grand sympathique*, cette assertion me semble prouvée par l'altération des sécrétions, les crampes, le froid résultant de la résolution des forces vitales, les troubles du côté du cœur et de la circulation, enfin la rapidité de la mort. — En admettant cette névrose du nerf coordonnateur des fonctions végétatives, on conçoit comment, au milieu des plus affreuses douleurs, la volonté et l'intelligence restent nettes et intactes, — on conçoit comment la connaissance des choses extérieures reste parfaite, malgré cette terrible dépression des forces végétatives ! — Cela vient de ce que le système cérébro-spinal proprement dit, ou système coordonnateur des sensations et des mouvements volontaires, est sain primitivement.

Les cas dans lesquels on a observé des altérations pathologiques de la moëlle épinière témoignent seulement à mon avis, d'une affection *secondaire* qui s'y est développée, par suite de ses connexions avec le grand sympathique à cause de ses anastomoses dans les plexus. — J'ajouterai aussi, que le caractère spasmodique du choléra m'a presque toujours semblé primitif et bien tranché, — je suis de plus convaincu que les spasmes ne sont pas toujours, comme on l'a dit, consécutifs aux évacuations séreuses ; en effet tout médecin a dû observer que les évacuations et les spasmes ont lieu dans le même temps, au début de la maladie et souvent même ces derniers devancent les évacuations, comme on le remarque constamment dans les choléras rapidement mortels, où les spasmes des muscles qui ne sont pas soumis à l'influence de la volonté vont si loin que parfois le rectum par sa contraction s'oppose à la sortie du liquide séro-intestinal sécrété. C'est ce qu'on a constaté dans le *choléra sec*, où M. Guerin a vu plusieurs fois la contraction du rectum portée à un tel point que même après la mort il ne pouvait permettre l'introduction d'un tuyau de plume (1).

Je crois donc avoir raison en soutenant que le choléra est une *affection du grand sympathique.*

5° Je dis ensuite que « cette affection est caractérisée par un » *froid glacial* de toute l'habitude du corps et une lenteur circula-

____

(1) A la fin de ce travail, je rapporte un cas des p'us intéressants de *choléra sec*, guéri par la méthode que je préconise. (Voir l'observation n° 10.)

» toire qui, jointe à l'épaississement du fluide nourricier, produit la
» stase du sang dans les vaisseaux capillaires et comme conséquence
» la cyanose. »

Du Froid cholérique.

En arrivant près d'un cholérique on observe un refroidissement
très sensible des extrémités ; ce froid n'est point *passif*, il se mani-
feste au contraire *activement*, aux pommettes, à la face, à la partie
supérieure du tronc, enfin au restant du corps et à la respiration
qui devient comme glaciale.

Ce froid cholérique pour beaucoup de praticiens constitue la
période algide ; — Je crois que c'est à tort qu'on a voulu en faire
une phase particulière et distincte de la maladie ; à mes yeux ce
n'est qu'un symptôme qu'il faut ajouter aux autres, rien de plus,
et s'il était possible de déterminer la cause qui engendre ce manque
de calorification si étrange, je ne l'attribuerais qu'au *trouble énergiquement spasmodique apporté dans les forces vitales qui président
aux fonctions végétatives.*

Le froid cholérique trouve son analogue dans le froid des fièvres
algides. — Or, tout le monde sait que dans ces fièvres, on attribue
l'algilidité, précisément à la cause même que j'assigne au froid cholérique ! Voyons encore une autre comparaison.

Le trouble instantané apporté dans les forces vitales harmonisées
par le grand sympathique détermine spontanément, et tout-à-fait à
l'insu du *Moi*, le froid glacial de la peur qui s'accompagne fréquemment aussi d'une perversion rapide, momentanée, dans les fonctions
des organes soumis à l'action du nerf qui établit les rapports entre
les fonctions végétatives ; en vertu de ce désordre immédiat, on voit
survenir le relâchement involontaire des sphyncters, et des troubles
plus ou moins profonds dans les fonctions digestives, — au
même moment une sueur froide inonde l'habitude du corps, le cœur
lui-même semble arrêté dans ses mouvements, et, d'après l'opinion
de physiologistes éminents, ces accidents, sur lesquels je me suis
peut-être trop étendu, *sont produits par une lésion soudaine du
grand sympathique, qui, si elle se prolongeait, produirait la mort*
par suite de la suspension et de la dépression des fonctions vitale^s
organiques, c'est-à-dire causerait le même résultat que la *névrose
cholérique* dans sa plus haute intensité.

De la Cyanose.

J'ai ajouté : « On observe dans le choléra une lenteur et une fai-
» blesse du système circulatoire qui, jointe à l'épaississement du
» fluide nourricier produit la stase du sang dans les vaisseaux
» capillaires et comme conséquence la *cyanose*. »

La lenteur circulatoire a été notée pour la première fois en 1818,
par M. le docteur Delens ; depuis, chaque médecin a pu voir quelle
lenteur, et parfois quelle irrégularité, il existe dans les battements
du cœur, principal agent du mouvement circulatoire ; or ces
troubles de circulation peuvent être regardés comme n'étant produits si soudainement que par suite de la lésion du grand sympathique. — Indépendamment de la modification imprimée aux fonctions du cœur, il y a, comme je l'ai dit, *épaississement du fluide
nourricier*, et cela tout à fait mécaniquement, par la pure et simple
soustraction du sérum du sang, qui forme le principal élément des
selles séreuses cholériques produites par la perversion des sécrétions intestinales.

Ces deux seules causes déterminées, produisent la stase du sang
dans les vaisseaux capillaires, et, comme conséquence, la *coloration
cholérique* dite *cyanose*, — à l'appui de mon assertion, je rap-
pellerai que c'est uniquement la stase du sang qui produit la *coloration bleue* des extrémités des nouveau-nés, après les accouche-
ments laborieux ou prolongés.

On remarque aussi que toujours la *cyanose cholérique* a lieu d'a-
bord aux extrémités ; puis, autour des yeux, des lèvres, c'est-à-dire
enfin, dans tous les endroits éloignés de l'action impulsive du cœur
et dans lesquels la circulation capillaire est très développée.

Je ne discuterai pas davantage la valeur physiologiste des mots
que j'ai dû employer pour définir la maladie cholérique. La discussion à laquelle j'ai dû me livrer, toute imparfaite et tronquée qu'elle
est, me paraît suffisante pour établir cette donnée capitale pour le
traitement.

« *Le choléra est une lésion du grand sympathique.* »

M. le professeur Trousseau dans son traité de thérapeutique (page 279, 2me vol. 1841) fait remarquer : « que les *spasmes essentiels émanent des divers centres de la vie organique, ils s'exécutent sans l'influence de la volonté et la maîtrisent d'une manière absolue.* »

Plus loin, page 281, il répète : « *Les spasmes essentiels ont pour point de départ les différens viscères ou organes de la vie végétative* ». Enfin il dit, page 282 : « *Les spasmes essentiels sont des troubles primitifs et ordinairement apyrétiques de l'innervation d'un ou de plusieurs viscères affectés à la vie de nutrition et de reproduction, troubles qui peuvent se borner à l'altération des fonctions de ces organes ; »* — Or, il est d'une vérité incontestable que cette dernière définition des spasmes essentiels est tout à fait applicable à la *première période cholérique,* dans laquelle nous remarquons aussi des *troubles primitifs et ordinairement apyrétiques de l'innervation des viscères affectés à la vie de nutrition, troubles qui se traduisent par l'altération des sécrétions de l'estomac et des intestins, d'où résulte le flux gastro-intestinal cholérique !!*

On prévoit de suite que cette analogie établie, nous met sur la voie d'un mode de traitement basé sur des faits appréciés ; — cette méthode de juger par analogie, n'a rien de choquant pour l'esprit, elle est fondée sur ce principe philosophique, *que toujours il faut marcher du connu pour arriver à l'inconnu* ; rien de plus. — Mais continuons à citer M. Trousseau dont les aperçus nosologiques sont si remarquables, dans l'ouvrage cité, page 263, ce professeur émet cette proposition judicieuse, que « *Plus les maladies spasmodiques sont impétueuses et soudaines dans leur apparition, plus l'éther a de prises sur elles* ». — N'est-ce pas comme s'il disait : « *L'action de l'éther sur les maladies spasmodiques est en raison directe de leur spontanéité et de leur impétuosité?* » Et si comme je le pense, le choléra est une affection du grand sympathique, n'est-il pas évident que le traitement des spasmes essentiels peut et *doit même avant tout* former la base du traitement de la première période cholérique, qui leur est assimilable dans la majeure partie de ses symptômes, et partant de là, n'est-ce pas dire qu'il faut administrer l'éther sulfurique comme médication de premier ordre?

Justifions cette dernière proposition par quelques citations.

M. Trousseau, page 265 (2ᵐᵉ vol.) dit : « L'éther à lui seul suffit
» pour faire cesser les douleurs atroces de l'iléus spasmodique, on
» le donne avec succès dans la gastrodynie et le vomissement con-
» vulsif. » Il ajoute, page 267 : « Nous avons eu beaucoup à nous
» louer du sirop d'éther dans le choléra épidémique, à la dose d'une
» cuillerée à bouche toutes les heures. » En 1831, M. Lemasson,
interne à l'hôpital St-Louis, rapportait deux cas de guérison d'accidents cholériques par l'éther uni à l'opium. — Enfin et surtout,
j'ai le témoignage écrit d'un consciencieux et honorable négociant
du Havre, M. L. Vidal, qui a séjourné plusieurs années sur les bords
du Gange, où le choléra morbus est *endémique*, et qui a maintes
fois eu occasion de voir et de traiter lui-même de très nombreux
cholériques. C'est à ses bienveillantes communications personnelles,
je suis heureux de le déclarer ici, que je dois à peu près tous les
succès inespérés que j'ai obtenus constamment, au moins quatre fois
sur cinq, en traitant les malades atteints du choléra (1).

Quand on est appelé près d'un malade dans la première période
cholérique, caractérisée par une épouvantable dépression de toutes
les forces organiques, accompagnée de troubles nerveux des plus
alarmants, il y a des indications précises et pressantes à remplir;
— il faut non seulement *relever et stimuler* les forces *dont peut encore disposer* l'économie animale, *apaiser et calmer* les troubles
nerveux pour *faire cesser* les troubles fonctionnels qui en découlent,
mais il faut encore que les moyens employés aient une *action essentiellement transitoire*, afin que leur mode d'agir ne vienne pas *compliquer* ou *aggraver* la deuxième période dite de réaction ou inflammatoire.

Pour remplir ces diverses conditions, il convient, je pense, de
recourir à l'éther qui est un *stimulant diffusible énergique*, et qui
réunit les propriétés des *antispasmodiques* à celles des *excitants*, —

---

(1) Les indications précieuses de M. Vidal, actuellement maire de Graville-Ste-
Honorine, m'ont été depuis confirmées avec détail, par feu M. le capitaine Blan-
chard et par M. Cuvier, capitaine de navire, que j'eus occasion de voir chez M. le
pasteur Poulain.

seulement et c'est là le point essentiel : — *Pour bien réussir, il convient d'employer ce médicament à des doses beaucoup plus fortes qu'on ne l'a donné jusqu'à ce jour en France, dans l'affection qui nous occupe* (1).

Il est très important aussi *d'administrer l'éther dès le moment le plus rapproché du début de l'affection,* cette observation est puisée dans le caractère rapide manifesté par la maladie qui nous occupe. En effet, plus une affection est active et grave, plus on doit agir vite et fort. Plus elle est spontanée, plus le remède doit être promptement apporté, plus la faiblesse organique est considérable, plus l'excitant doit être énergique pour contrebalancer l'action dépressive, qui en peu de temps entraînerait sans retour la résolution des forces vitales et par suite la mort.

Traitement de la première Période.

Toutes les fois qu'il m'a fallu soigner un malade dans la première période, c'est-à-dire atteint de crampes, de selles séreuses, de vomissements, de froid cholérique et de cyanose plus ou moins complète, j'ai donné le mélange suivant :

> Ether sulfurique. 6 à 8 grammes.
> Laud: Sydenham   2 grammes ou 3 grammes.
> Sirop diacode...   40 grammes.
> Eau de menthe..   90 grammes.
> F. S. A. Potion.

à prendre par cuillerée à bouche, deux coup sur coup, — puis les quatre autres premières, de quart d'heure en quart d'heure, les quatre suivantes de demi-heure en demi-heure, et enfin d'heure en heure.

L'effet de ce médicament, — c'est constamment et toujours, dès la seconde, troisième ou quatrième cuillerée, d'arrêter presque spontanément les vomissements et les selles séreuses, de suspendre les crampes et les douleurs de bas ventre, — la continuation de ce médicament, aidé de tous les moyens connus ramène promptement la

---

(1) J'ai adressé à l'Académie nationale de médecine, en date du 5 juin 1849, un mémoire où étaient consignées ces diverses données.

chaleur au tronc, puis aux membres, — Enfin la cyanose disparaît, pour faire place à la réaction qui le plus ordinairement se fait d'une manière franchement et modérément inflammatoire.

En administrant cette potion éthérée laudanisée, comme médicament essentiel, j'ai grand soin de recourir aux moyens accessoires dont l'expérience a démontré l'efficacité ; ainsi : je fais boire au malade une infusion chaude de thé ou de menthe poivrée, additionnée d'une demi-cuillerée à café d'eau-de-vie par tasse, je fais envelopper les cholériques à nu dans des couvertures de laine entourées de bouteilles de grés pleines d'eau bouillante, surtout vers les extrémités inférieures, — j'applique sur l'estomac des cataplasmes de cendres chaudes ou mieux de farine de lin et de vinaigre. — Je défends l'affluence des visiteurs près le malade et j'affecte toujours de lui faire croire qu'il n'est atteint que d'une forte indigestion.

S'il y a des crampes très douloureuses, en attendant l'action de la potion éthérée laudanisée, je fais faire des frictions sèches par dessus les couvertures et sans découvrir le malade.

Ce mode de traitement ne m'a pas laissé *à regretter un seul insuccés*, dans tous les cas où j'ai été assez heureux pour être appelé dans les trois, quatre ou cinq premières heures qui suivaient l'attaque cholérique.

Après huit ou neuf heures de maladie, on peut être certain de faire cesser tous les accidens de la première période ; mais le danger se trouve alors dans la deuxième période qui dans ce cas trois fois sur quatre à peu près enlève les malades après deux, trois quatre ou cinq jours d'état typhoïde souvent comateux.

Enfin, après dix ou onze heures de maladie, on enraye également tous les accidens actuels, mais toujours la réaction tue le malade.

Je ne sais si l'impression que j'ai éprouvée est celle de tous les médecins qui ont traité des cholériques, mais je redoute beaucoup plus la seconde période que la première attendu qu'il me paraît *facile* d'enrayer la dépression, et très difficile de modérer l'inflammation générale consécutive à la réaction ; je parle ainsi pour *tous* les malades auprès desquels j'ai été appelé après sept, huit ou neuf heures de maladie.

Traitement de la seconde Période cholérique.

Quand après la cessation des selles et des vomissements, j'aperçois quelques symptômes bien prononcés de réaction, tels que le retour du pouls radial, la chaleur de la langue avec disparition du froid cholérique et de la cyanose au moins sur le tronc et les membres, je modère l'administration de la potion éthérée laudanisée, pour la remplacer enfin par la mixture suivante :

> Ether sulfurique..   3 grammes.
> Sirop diacode..   36 grammes.
> Vin de quinquina. 100 grammes.
> ### M. S. A.

à donner par cuillerées, d'heure en heure. Tout aussitôt, je fais retirer le malade des couvertures dans lesquelles il est enveloppé pour le faire porter dans un lit dont les draps ont été bien bassinés, puis j'applique des sinapismes aux jambes, j'attends huit ou dix minutes pour les retirer, je les réapplique et les retire ainsi toutes les heures régulièrement pendant toute la durée de la fièvre de réaction qui peut durer douze, vingt-quatre ou trente-six heures ; — à mesure que la réaction augmente, je fais couvrir le malade plus modérément. Pendant tout le temps de sa durée on entretient soigneusement de l'eau chaude aux pieds. — La soif est souvent ardente, je fais cesser le thé pour le remplacer par la limonade gommée suivante :

> Acide tartrique..........   6 grammes.
> Gomme pulv............   20 grammes.
> Sucre blanc pulv........   80 grammes.
> Extrait alcool de quinquina 25 centigrammes.
> ### M. S. A.

pour délayer dans un pot d'eau bouillante, commencer à donner à boire chaud, puis tiède, dégourdi, et enfin froid ; — après la cessation de toute réaction, les malades se trouvent bien de continuer la potion et les boissons dans lesquelles entrent les préparations de quinquina. Ce tonique amer paraît contribuer à ramener l'harmonie des organes, et, règle générale : *les malades qui en prennent, se rétablissent beaucoup plus promptement que ceux qui n'en font pas usage.*

J'ai eu recours deux fois aux applications de sangsues pour modérer la fièvre inflammatoire, je m'en suis mal trouvé, les deux malades sont morts, ce qui me porte à penser que pour guérir, il ne suffit pas *de faire disparaître le trouble fonctionnel des organes, il est encore d'une haute importance de ramener ces fonctions au retour normal et harmonique de leurs rapports !* — mais ce retour complet ne saurait s'effectuer sans oscillations et sans secousses sérieuses, c'est pourquoi, instruit par l'expérience, je préfère de beaucoup aider la *force médicatrice naturelle* par les moyens que j'ai énoncés, plutôt que de compliquer son action en opérant une soustraction sanguine quelconque.

A l'appui de la médication que je propose, je joins quelques courtes observations, qui parleront clairement d'elles-mêmes.

1re OBSERVATION.

Le 11 avril, à six heures du soir, je fus appelé près du sieur Léon, âgé de 42 ans, demeurant rue Henry-IV, n° 5 ; cet homme étant allé au Havre, fut pris, vers quatre heures, de crampes très douloureuses à l'estomac et dans les membres, il éprouva spontanément de violents vomissements et des garde-robes fréquentes ; — dans l'heure et demie qui précéda mon arrivée, il alla vingt-deux fois à la selle et vomit à peu près aussi souvent.

Le flux gastro-intestinal séreux était en *eau de riz*. Le corps était comme glacé et couvert d'une sueur froide, le pouls radial presque imperceptible ; — le malade accuse une faiblesse inexprimable, pas de cyanose bien évidente, — j'administre une potion éthérée laudanisée à 8 grammes d'éther, presque aussitôt, Léon éprouve un soulagement notable auquel succède bientôt la cessation complète des vomissements et la diminution des selles. — A minuit, elles deviennent rares, gélatineuses et comme sanguinolentes ; vers le matin, elles sont couleur *café au lait brun*. La réaction survint vers deux heures du matin ; elle fut modérée. Enfin, le lendemain 12, à neuf heures du matin, le danger était conjuré. Je passe sous silence les soins accessoires, bouteilles d'eau chaude aux jambes, thé chaud sucré, aiguisé d'eau-de-vie pour boisson, etc., etc.

Il y avait une circonstance fâcheuse dans le traitement de cet individu, qui était fort et vigoureux du reste, c'était *la certitude morale* qu'il avait, qu'il devait être victime du choléra dont il se croyait certain d'être atteint, malgré tous mes raisonnements pour modifier ses idées sur ce sujet; — sa convalescence fut franche et dura une huitaine environ.

2me Observation.

Le 29 avril, à une heure d'après-midi, j'allai soigner le nommé François Lebas, terrassier, âgé de 68 ans, demeurant à la côte Hardouin ; à mon arrivée, il était complètement cyanosé dans toutes les parties du corps. La coloration était si intense, qu'elle semblait noire au pourtour des lèvres, des paupières et aux extrémités ; il était en proie à des vomissements incessants, qui avaient été d'abord verdâtres, puis plus pâles, et enfin ressemblaient à de *l'eau de riz*, il avait des selles *innombrables* selon les assistants, et si fréquentes qu'on avait dû renoncer à le changer de linge.

Le liquide gastro-intestinal ne faisait que mouiller le linge sans le souiller. La peau, froide et glacée, donnait au toucher l'impression du marbre humide, elle était plissée aux extrémités, surtout aux pieds ; les pulsations radiales étaient nulles et les battements du cœur très difficiles à percevoir, une petite sueur froide et visqueuse couvrait toute l'habitude du corps. J'appris avec un profond découragement que depuis treize heures, il était dans cet état manifesté par des crampes d'estomac et la distorsion des membres, par suite de spasmes atroces. Il était enveloppé dans une couverture de laine, je le fis entourer de bouteilles d'eau chaude, — sinapismes aux jambes, cataplasmes vinaigrés aux creux de l'estomac. — Je prescrivis du thé sucré à boire chaud, relevé d'une demi-cuillerée à café d'eau-de-vie par tasse. — J'ordonnai d'en administrer fréquemment, de cinq en cinq minutes; je formulai une potion laudanisée éthérée à six grammes pour cent vingt-cinq grammes de véhicule, à prendre par cuillerées à soupe, de quart d'heure en quart d'heure. Dès la première cuillerée les vomissements cessèrent pour ne plus revenir, les selles vinrent de trois quarts d'heure en trois quarts d'heure, quatre heures après ma première visite (dix-sept heures après le début de l'attaque), je revis le malade, il n'avait plus ni crampes à l'estomac et dans les membres, ni selles, ni vomissements ; — la chaleur était revenue à peu près sur toute l'habitude du corps, mais il restait un état de faiblesse très alarmant. — En conséquence, malgré la période de réaction commencée,

continuation de la potion d'heure en heure, bouillon gras par cuillerées, de dix minutes en dix minutes, un peu de vin généreux ; —
enfin, en dépit de la cessation de tous les accidents cholériques, Lebas mourut le soir à huit heures et demie, c'est-à-dire vingt-et-une
heures après l'attaque cholérique. Je rapporte avec intention cette
observation, car elle prouve, d'une manière malheureusement trop
éloquente, *qu'il est des cas où la dépréciation des forces va jusqu'à
la résolution*, et quoiqu'alors on parvienne à enrayer l'état morbide,
la mort arrive cependant ; et ce résultat funeste est la conséquence des *forces vitales résolues*, accident auquel aucune médication ne saurait remédier.

3ᵐᵉ OBSERVATION.

A la fin d'avril, Mᵐᵉ Page, rue Sᵗᵉ-Marie, n° 4, 23 ans, fut atteinte de crampes, vomissements, froid cholérique, cyanose des
extrémités du pourtour de la bouche et des yeux ; appelé quatre
heures après l'attaque environ, je trouvai la malade profondément
démoralisée, elle avait vu succomber quelques jours auparavant un
de ses enfants en quelques heures, par suite du choléra ; — elle ne
se dissimulait pas la gravité de sa position et s'en affectait vivement, elle était dans des angoises qui redoublaient à chaque selle
et à chaque vomissement. J'administre la potion éthérée laudanisée
à six grammes d'éther :—mieux presque subit, phase de réaction
assez intense et qui dura quarante heures environ, convalescence
de neuf à dix jours, pendant laquelle elle ressentit fréquemment des
crampes dans le bras et la jambe droite et des étouffements spasmodiques à l'estomac et à la gorge, guérison parfaite.

4ᵐᵉ OBSERVATION.

Mᵐᵉ Maillard, 35 ans, rue du Château, section de l'Abbaye, atteinte depuis quelque temps de fièvre intermittente, fut instantanément prise de vomissements, de diarrhée en forme *d'eau de riz
claire*, coliques de bas ventre et crampes atroces à l'estomac et
dans les mollets, coloration bleue autour des yeux, de la bouche et
au creux de l'estomac, pouls radial nul et imperceptible, battements du cœur très difficiles à percevoir, sourds et désordonnés,
refroidissement complet des extrémités qui sont plissées et ternes.

— J'arrive près d'elle trois heures et demie environ après l'attaque, j'administre le médicament éthéré laudanisé à la dose de six grammes d'éther et deux grammes de laudanum pour cent vingt grammes de véhicule, et les soins accessoires ordinaires. Après trois jours de maladie, convalescence franche et prompte guérison. — La malade se plaint pourtant quelquefois de douleurs déchirantes ou tiraillantes au creux de l'estomac.

5me OBSERVATION.

Au commencement de février, Mlle Charles Goëtz, 15 ans, rue Lesueur, d'un tempérament maladif, éprouve de graves accidents cholériques, surtout des crampes, des vomissements, des selles séreuses et du refroidissement, *mais sans cyanose* ; j'administre la potion éthérée laudanisée à quatre grammes d'éther, deux heures environ après la crise ; — mieux soudain. Le surlendemain à la même heure, seconde crise plus forte, elle se roule au moment des crampes, se recroqueville sur elle-même en quelque sorte, froid cholérique et *cyanose notable*, retour à la potion d'éther six grammes, laudanum trois grammes, pour deux cent cinquante grammes à prendre par cuillerée, de quart d'heure en quart d'heure, — après dix heures d'angoisses, cessation des accidents. *État typhoïde comateux* commençant que je combats par des sinapismes, du vin de quinquina, etc.; — mieux. Enfin, trois jours après, la seconde attaque cholérique, autre attaque, traitée presque immédiatement, qui ne dura que quelques heures, convalescence d'une quinzaine de jours environ (1).

6me OBSERVATION.

Le 7 mai je fus appelé rue des Briqueteries pour soigner la femme *Lemettais*, âgée de 42 ans, forte et vigoureuse, prise, depuis cinq heures environ, de crampes affreuses dans l'estomac, le bas ventre et les membres, surtout dans les mollets, vomissements et selles comme de l'eau dans laquelle on aurait délayé des peaux blanches

---

(1) Cette jeune personne, toujours maladive auparavant, a trouvé, depuis la maladie cholérique qu'elle a éprouvée, une santé parfaite et qui surprend ceux qui l'ont connue antérieurement.

et de la farine, — froid glacial des extrémités, *froid du bout de la langue*, du nez et de la face ; cyanose prononcée aux pieds, aux doigts des mains, et autour des yeux qui sont renfoncés dans les orbites, pouls radial rare et filiforme ; ces accidents avaient été précédés, depuis trois jours d'une forte diarrhée de matières jaunes et liquides comme de l'eau. — Emploi immédiat de couvertures chauffées, de cendres, bouteilles d'eau chaude partout autour d'elle, boisson stimulante de thé chaud et d'eau-de-vie, administration d'une potion avec éther huit grammes, laudanum de sydenham trois grammes, pour cent cinquante grammes de véhicules, par cuillerées de quart d'heure en quart d'heure, puis de demi-heure en demi-heure. — Cessation de tous les accidents, forte réaction combattue par des sinapismes d'heure en heure, applications froides continuelles d'eau vinaigrée sur le front, diminution graduelle dans la chaleur enveloppante, boisson froide de limonade gommeuse à l'extrait de quinquina, bouillon, etc. Enfin convalescence franche et guérison au bout de huit jours environ. A la suite de cette attaque, constipation combattue par des lavements huileux.

7me Observation.

Fanny Lamy, 68 ans, à l'Ilet, saleté rare, prise à une heure de nuit, je suis prévenu à neuf heures du matin, j'arrivai à neuf heures et demie, elle était dans des vomissements continuels et des selles séreuses constantes, froide et glacée par tout le corps, les extrémités plissées, la cyanose complète, *l'haleine était froide* et la *langue glacée* ; pas de pouls radial, yeux ternes et renfoncés dans les orbites ; — la bouche ouverte, les bras étendus sur les côtés du lit, la malade semblait chercher à aspirer le plus d'air possible, sa respiration était entrecoupée de vomissements aqueux.

Le digne curé de l'endroit, M. l'abbé Billard, cherchait vainement à la consoler, toutes les terreurs de la mort la rendaient muette et incapable de prononcer un seul mot, la chambre était pleine de voisins et voisines que je fis retirer, — j'engageai le bon prêtre à revenir voir la femme Lamy dans une heure, lui donnant à espérer qu'elle serait alors mieux disposée à recevoir ses encouragements ; puis, je fis prendre à la malade une pleine cuillerée à soupe d'éther avec trente gouttes de laudanum dans un peu de thé chaud, la malade éprouva un spasme effrayant, elle se raidit, se démena d'une façon affreuse, de violents hoquets survinrent, suivis d'un petit vomissement, — je fis reprendre une nouvelle dose d'éther qui fut très bien tolérée, les vomissements et les déjections s'arrêtèrent, les crampes cessèrent spontanément, la voix qu'elle avait perdue revint. Bref, au bout de deux heures, elle eut avec M. Billard, curé, une longue conversation, et cela sans gêne ni fatigue. J'administrai de demi-heure en demi-heure une potion éthérée laudanisée et les autres soins convenables. — A deux heures d'après-midi, mieux parfait, disparition de la cyanose, du froid, etc., seulement la peau des pieds reste plissée, le pouls est bon, elle demande à manger, je permets du bouillon et quelques cuillerées de vin. A six heures et demie du soir, je la trouve assise sur son lit, *elle n'a plus rien du tout, dit-elle, elle veut manger*, — je refuse, mais le soir, on lui donna une soupe aux choux et au lard, malgré ma défense formelle. — Aussi, à onze heures et demie du soir, sans autre cause appréciable que l'ingestion des aliments, réapparition des accidents cholériques avec une intensité plus grande encore que la veille, sa fille n'ose pas venir me chercher, de peur que je ne la gronde ; elle attend que j'aille la voir, ce qui n'a lieu que vers neuf heures du matin.—Etat semblable à celui de la veille.—Je reviens aux mêmes moyens, mais en vain, — la malade meurt à midi moins le quart.— Ce malheureux résultat fut produit à mon avis :

1° Par le retour de l'affection cholérique *à la suite de l'ingestion intempestive des aliments.*

2° Par *l'imprévoyance* des parents qui ne vinrent pas me chercher, et laissèrent la malade dix heures et demie de temps sans être soignée d'une manière efficace.

3° Enfin je pense que l'anéantissement des forces résultant de la première attaque a dû hâter la terminaison fâcheuse.

8ᵐᵉ OBSERVATION.

L'enfant *Cousin*, rue Sᵗᵉ-Marguerite, huit ans et demi, cette petite fille fut prise, dans les premiers jours de mai, de vomissements avec selles séreuses, crampes, froid cholérique et cyanose, un médecin la visita après quatre heures et demie d'attaque, il ordonna quelques soins qui furent fort mal suivis probablement, — à huit heures et demie du soir, c'est-à-dire sept heures après le début de la maladie, ses parents qui sont très pauvres, allèrent chez les *sœurs de St-Aubin* visitant les malades, *pour les prier d'assister leur enfant à ses derniers moments et leur demander un cercueil!!* La sœur d'Alcantara y courut aussitôt, elle trouva que tout manquait dans cette maison, aidée de la religieuse supérieure qui l'avait suivie, elle enveloppa dans des couvertures chauffées l'enfant qui était *bleue et glacée,* administra de quart d'heure en quart d'heure à cette petite fille la potion éthérée laudanisée à haute dose *dont je lui avais appris les propriétés afin que le service des cholériques fût mieux assuré dans notre localité,* et y joignit tous les soins accessoires. — Les accidents s'arrêtèrent spontanément, — plus de selles, plus de crampes, plus de vomissements ; bientôt l'algidité est remplacée par une bonne chaleur, la cyanose disparaît ; le surlendemain, cette petite malade est tout-à-fait hors de danger, mais d'une faiblesse telle qu'elle ne pouvait se soutenir au bout de huit jours, le traitement actif des deux périodes cholériques à été tout entier dirigé par les sœurs, je n'ai donné mes soins que pour la convalescence et je tiens des parents tous les détails précités (1).

9me OBSERVATION.

Le 27 avril, rue Ste-Marguerite, le nommé Jean-Henry, terrassier, âgé de 23 ans, fut pris, vers neuf heures du soir, d'un dévoiement qui dura toute la nuit sans lui inspirer d'inquiétude, mais le samedi 28, vers sept heures et demie du matin, les selles devinrent blanches et *en eau de riz,* elles furent successivement accompagnées de vomissements bilieux, puis presqu'aussitôt incolores. Henry éprouva de fortes crampes dans l'estomac et dans les membres ; vers neuf heures, il y avait froid cholérique, avec sueur glaciale et visqueuse, absence du pouls radial, et cyanose des extrémités et de la face ; on recourut immédiatement à la potion éthérée laudanisée, presque aussitôt cessation des accidents, moins les vomissements et les crampes qui disparurent vers dix heures et demie, pour revenir encore de temps à autre dans la jour-

---

(1) Cette observation prouve éloquemment que le traitement éthéré laudanisé à haute dose doit réussir toutes les fois qu'il sera convenablement appliqué.

née. — La deuxième période fut forte et trés prolongée, elle dura seize heures environ, pendant lesquelles on administra limonade au quinquina, bouillon, etc.

Chose remarquable et qui prouve bien la lésion du nerf régulateur des fonctions sécrétoires, non seulement il y eut *altération, perversion des sécrétions gastro-intestinales*, diminution de la *sécrétion urinaire*, modification de la *sécrétion perspiratoire*, mais il y eut encore un *flux salivaire* considérable, qui a persisté après la guérison, malgré tous les moyens rationnels employés. — De plus, la *sécrétion lacrymale picotait et irritait l'œil*, elle était parfois d'une telle abondance qu'elle troublait ou empêchait la vision (1).

Ces deux dernières sécrétions anormales se sont surtout montrées depuis la fin de l'attaque cholérique, elles ont donné lieu à un état de maladie qui a duré plus de trois semaines, et qui a prolongé la convalescence d'une manière fâcheuse.

10me Observation.

Le 22 juin à huit heures du matin je fus appelé près de Mme F***, rue Tourneville, jeune femme de vingt-cinq ans, de faible constitution, prise, depuis une heure de nuit, d'embarras d'estomac et de vomissements qui furent attribués à une mauvaise digestion, occasionnée par l'usage intempestif de boissons froides, ingérées la veille au soir vers dix heures ; — lors de mon arrivée je trouvai le pouls plein et fréquent, la peau chaude et colorée ; la malade accuse une soif ardente que ne peuvent calmer ni le thé chaud, ni l'eau sucrée qu'on donne à chaque instant ; douleurs vives au creux de l'estomac, yeux battus et fatigués, urines rares, quelques vomissements *mais pas de garde-robes*. Croyant devoir rapporter ces symptômes au diagnostic d'*une simple indigestion*, je prescrivis la continuation du thé chaud sucré, des cataplasmes de farine de lin laudanisés sur la partie souffrante et le bas ventre ; — enfin, soixante grammes de

---

(1) Comment expliquer ces faits, si le choléra n'est pas une névrose du nerf grand sympathique ?

Il n'est pas inutile de noter que M. Poirson, pharmacien, a analysé la *sueur* des cholériques et y a trouvé du sucre de raisin comme chez les diabétiques ; voilà assurément une altération de sécrétion bien inattendue et bien inexplicable, — si on rejette l'hypothèse que je propose.

manne en larmes à prendre dans un verre d'eau sucrée acidulée avec le jus d'un citron ; — deux heures après, c'est-à-dire vers dix heures du matin, on vient me chercher en toute hâte, car, aussitôt après l'ingestion de la manne, Mme F*** avait été prise de vomissements abondants, bilieux d'abord, puis *aqueux* ou *filandreux* très répétés ; en même temps, il était survenu des crampes atroces d'estomac et de bas ventre, la pâleur et l'abattement étaient extrêmes, les yeux ternes, enfoncés dans les orbites démesurément excavés, les paupières, le pourtour des yeux et de la bouche étaient *cyanosés* ; — il y avait amaigrissement extrême de la face, altération profonde des traits, syncopes imminentes à chaque moment, froid général de toute l'habitude du corps, sueur froide et glacée sur tout le visage et les membres, de minute en minute les crampes s'étendaient aux cuisses et à la région des reins en redoublant de violence à l'estomac et au bas bentre ; la pauvre malade éprouvait le besoin d'aller à la selle *mais l'état spasmodique intestinal était tel qu'il ne pouvait y avoir évacuation d'aucune matière*, les urines étaient supprimées, le pouls radial, filiforme d'abord, a disparu pour ne reparaître que faiblement et par petites saccades, je fais donner :

Ether sulfurique........   8 grammes.

Laudanum liquide de Syd   3 grammes.

en trois doses, de quart d'heure en quart d'heure, dans un peu d'eau sucrée. — Eau chaude aux pieds, frictions fortement laudanisées sur l'épigastre et l'abdomen, trois lavements huileux calmants furent donnés successivement sans résultat, la contraction du rectum était telle qu'ils ne purent même pénétrer.

Je formule alors un lavement avec :

Assa fœtida...........   4 grammes.

Laud. Syd..............   XXXVI gouttes.

Eau pure..............   150 grammes.

Jaune d'œuf...........   n° 1.

F. S. A.

puis continuation de trois nouvelles doses d'éther, sans laudanum, à dix minutes d'intervalles l'une de l'autre.

A midi et demi, les vomissements s'arrètent ainsi que les crampes gastro-intestinales ; le pouls redevient perceptible, puis se relève et semble moins rare ; la chaleur apparaît à la face, au tronc et aux mains ; — enfin, à une heure d'après-midi, la période de réaction commence franchement, on soutient la malade à l'aide de bouillon gras, froid, et de vin de Malaga donné par cuillerées. — A deux heures et demie, le calme dans les spasmes intestinaux *paraît complet !* — Tout à coup, une détente a lieu dans *l'économie ; à l'insu de la malade des selles séreuses s'échappent en abondance, mouillant le lit sans salir les draps,* — à trois heures, la réaction augmente, la tête est chaude, brûlante et lourde, la peau est rosée et baignée de sueur, on couvre Mme F*** plus modérément, des sinapismes sont appliqués aux jambes de demi-heure en demi-heure d'abord, puis d'heure en heure, et enfin de trois heures en trois heures. — Pour boisson, eau rougie dégourdie et bouillon ; petit feu clair de temps à autre pour ventiler les appartements, etc. — Le lendemain 23, à huit heures du matin, brisure et faiblesse extrême, mais il ne reste pas la moindre inquiétude sur le sort de l'intéressante malade ; par moments il passe encore, quoique rarement, de petit spasmes dans le bas-ventre, les urines vont bien, il y a eu une selle naturelle. La convalescence a été rapide et n'a présenté rien de saillant (1).

---

(1) J'ai cru devoir rapporter cette observation avec quelques détails, parce qu'elle démontre *clairement la nature spasmodique du choléra*. En effet, le 22 juin, à deux heures et demie d'après-midi, l'état *spasmo-cholérique* était vaincu. — La contraction du rectum cesse alors tout à-coup, et au même instant, *à l'insu de la malade*, un flux séreux abondant a lieu *sans la moindre participation volontaire de la malade*. Tandis, au contraire, que pendant la période spasmodique du choléra, la malade souffrait dans les reins et dans le bas-ventre ; elle voulait aller à la selle espérant être soulagée, mais la contraction nerveuse s'y opposait *quoique le liquide séreux cholérique fût amassé dans les intestins* ; or, que serait-il arrivé si je n'avais pas arrêté les spasmes cholériques à l'aide de l'éther laudanisé secondé par l'assa-fœtida ?

1° Les vomissements et les crampes auraient persisté ;

2° La *sécrétion anormale sero-intestinale* aurait continué de se faire ;

3° La contraction rectale n'aurait pas cessé, et par suite, le liquide séreux cholérique se serait accumulé dans les intestins, les aurait détendus et aurait produit une aggravation dans les *douleurs lombaires et iliaques* dont se plaignait vivement la malade, indépendamment des douleurs épigastriques ;

4° Enfin la mort serait survenue par la persistance de la lésion du grand sympathique coordonnateur des fonctions animales.

Cette observation m'a paru curieuse à consigner comme exemple du *choléra sec*, variété particulière et peu connue du choléra morbus, dont ont parlé quelques

Je pourrais multiplier les observations détaillées, mais elles ne diraient rien de plus que celles sur lesquelles je viens de m'appesantir. — Maintenant, il résulte pour moi, de faits constants, de guérisons nombreuses et bien constatées, que *tout malade pris dans les trois premières heures doit être guéri.* C'est ce que j'ai vu chez la demoiselle Eugénie Lebas, 23 ans, côte Hardouin, prise de maladie cholérique grave, traitée trois heures après l'invasion de la maladie et guérie après douze jours de convalescence, peu franche, c'est-à-dire ayant une grande tendance au retour d'accidens morbides gastro-intestinaux. — Et sa sœur Zélie Lebas, 26 ans, traitée peu de temps après le début de crampes, de selles séreuses, de vomissemens, et du froid cholérique des extrémités, mais sans cyanose, guérie après six jours environ de convalescence.

L'enfant Liétout, rue Ste-Marguerite, traité deux heures après l'attaque environ, guérit également bien et rapidement.

Femme Malandain, née Lebas, demeurant à la Mare-aux-Clercs, prise avec beaucoup d'intensité, reçut de son mari et de ses sœurs des soins très intelligents, que j'approuvai vivement quand j'arrivai près d'elle deux heures et demie après l'attaque, vomissements, crampes, à l'estomac surtout et dans les jambes, selles séreuses, froid et cyanose commençant aux extrémités, aux paupières et aux lèvres, agitation anxieuse, pouls filiforme presque imperceptible, traitement ordinaire éthéré, laudanisé, guérison après dix jours de convalescence environ.

Sur le cours Napoléon, 119, Cabot père, va à son travail le matin, soudainement pris de crampes à l'estomac et dans le ventre, il tombe en vomissant des matières bilieuses et rendant des déjections alvines, liquides et blanches, il a des crampes dans les membres, une perte absolue de force, quoique ce soit un homme robuste, très bien portant à son départ ; en mon absence et celle des médecins du pays, les *Sœurs de St-Aubin* y courent, deux heures et demie environ après l'attaque, elles donnent les soins convenables, administrent la potion éthérée laudanisée et à midi quand j'y allai, c'est-à-dire cinq heures après l'attaque, les selles,

---

auteurs. Une seule chose importante est à noter, c'est que dans les faits spéciaux mentionnés jusqu'à ce jour, *les malades sont morts,* tandis que dans le cas rapporté ci-dessus la malade a *parfaitement guéri.*

les vomissements, les crampes, le froid, etc., tout avait disparu pour faire place à une médiocre et bonne réaction.

L'enfant Cabot éprouva les mêmes accidents, qui furent enrayés avec autant de succès. — Dans cette maison, la veille au soir, un homme était mort du choléra, quoiqu'il fût soigné avec la plus grande vigilance par un de mes confrères qui employait un autre mode de traitement (1).

La garde-malade de cet homme, femme sujette à l'ivresse, fut prise quelques jours après d'accidents cholériques, appelé près d'elle une heure après l'attaque environ, je triomphai aisément par l'emploi des moyens ordinaires, éther et laudanum, etc.

Je m'arrête dans cette énumération déjà trop longue peut-être et que je termine par ces mots, qui sont l'expression des résultats obtenus dans les 121 cas qu'il m'a été donné de soigner personnellement pendant l'épidémie de 1849 :

« *Je n'ai point vu mourir un seul malade cholérique, traité par* » *l'éther et le laudanum à fortes doses et dans les trois ou quatre* » *premières heures qui suivent l'invasion de la maladie.* »

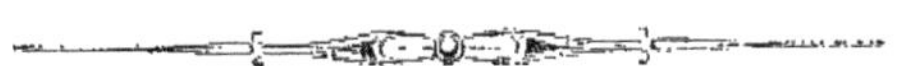

Les conclusions qui me paraissent ressortir de ce travail et de l'ensemble des faits exposés, sont les suivantes :

1° Le choléra est une maladie *maligne, épidémique*.

2° Il peut prendre une *apparence contagieuse* dans des circonstances spéciales non déterminées.

3° Le choléra n'est point une *décomposition*, une *fermentation du sang*, comme on l'a dit.

4° Primitivement, ce n'est pas non plus une *phlogose gastro-intestinale*. Ce phénomène n'est que *secondaire*.

5° L'altération des sécrétions gastriques et intestinales ne me semble aussi qu'un *effet secondaire* dépendant d'une cause qui n'a été ni appréciée, ni indiquée jusqu'à ce jour.

(1) Basé sur les alcalins, le bi-carbonate de soude et l'alun.

6° A cette cause non connue on a donné le nom de *choléra, qui me paraît être une névrose du grand sympathique.*

7° L'effet de cette affection soudaine, c'est de décider l'explosion instantanée d'un trouble immense dans presque toutes les fonctions et sécrétions animales.

8° Le *trouble fonctionnel agit principalement sur les sécrétions gastro-intestinales,* qui se changent en un flux alcalin séreux considérable, *mais il peut aussi modifier toutes les autres* (1).

9° Le *froid cholérique* trouve son analogue dans le *froid des fièvres algides* et dans le *froid glacial de la peur.* — J'attribue ce manque étrange de calorification, au trouble énergiquement spasmodique apporté dans les forces vitales qui président aux fonctions végétatives.

10° La *cyanose* est le *symptôme de la lenteur* et de *la faiblesse du système circulatoire,* qui, jointe à l'épaississement du fluide nouricier, *produit la stase du sang,* surtout aux extrémités et dans tous les endroits éloignés de l'action impulsive du cœur et dans lesquels la circulation capillaire est très développée.

11° L'épaississement du fluide nutritif est tout à fait mécanique et a lieu par la *simple soustraction du sérum du sang,* qui forme le principal élément des selles cholériques, produites par la perversion des sécrétions gastro-intestinales.

12° Les accidents cholériques sont de deux ordres bien tranchés, les uns de *dépression* des forces organiques, les autres de *réaction ;*

13° Les spasmes intestinaux qui produisent les mouvements péristaltiques désordonnés, la perversion des sécrétions gastro-intestinales, le froid cholérique, la cyanose, la petitesse du pouls, la prostration des forces, *sont l'expression de la première période.*

14° Les *spasmes essentiels* proprement dits, se manifestent par une *analogie de symptômes* qui leur rend *assimilables* la première période cholérique.

15° Cette analogie établie, on en peut déduire une *similitude de traitement* basée sur cette proposition :

Que, *plus les maladies spasmodiques sont soudaines et impé-*

---

(1) Voir l'observation n° 9 de Jean Henry.

tueuses, plus l'éther a de prises sur elles; — d'où je déduis que, si, comme je le pense, le choléra est une affection spasmodique du grand sympathique, *l'éther doit, avant tout*, former la base du traitement de la première période cholérique.

16° Divers auteurs ont raisonné et agi d'après ces idées, notamment M. le professeur Trousseau.

17° L'éther convient comme traitement de *premier ordre*, dans la *première phase cholérique*, parce que par son action il *relève* et *stimule* les forces dont peut encore disposer l'économie animale, il *appaise* et *calme* les troubles fonctionnels qui en sont la conséquence ; enfin, par son action *essentiellement transitoire*, il a l'avantage de ne pas compliquer'ou aggraver la *deuxième période*, que j'appelle *de réaction ou inflammatoire*.

18° On doit administrer l'éther à des doses infiniment plus fortes qu'on ne l'a donné jusqu'alors ; — on se trouve très bien de l'associer au laudanum pour son administration.

19° Il *faut y recourir franchement et largement* dans le moment le plus rapproché possible de l'attaque cholérique.

20° En donnant l'éther et le laudanum il est bien essentiel de ne négliger aucun des moyens sur lesquels l'expérience a prononcé, tels que les boissons stimulantes chaudes, les couvertures chauffées, les sachets de cendres, ou les cataplasmes vinaigrés, l'eau chaude aux pieds, et autour des extremités, etc.

21° Le traitement de la première période n'est point applicable à la seconde, dans laquelle il serait même nuisible.

22° La période de réaction sera combattue par des sinapismes d'heure en heure, des compresses froides sur le front, une excitation moins grande et enfin tout à fait nulle dans les moyens employés. — On se trouve bien d'employer les toniques amers, notamment les préparations de quinquina, vin, extrait, etc.

23° Le *choléra sec* est curable par l'emploi de l'éther laudanisé à haute dose (1).

24° Les *émissions sanguines m'ont été défavorables* dans les deux cas seulement où j'ai cru devoir y recourir.

---

(1) Voir l'observation n° 10, — concernant Mme F***, rue Tourneville.

25° Tout cholérique traité dans les trois ou quatre premières heures qui suivent l'attaque de la maladie *doit être guéri*.

26° Après six, huit, neuf, dix ou douze heures de maladie, l'administration de l'éther laudanisé arrête toujours et sûrement les accidents les plus formidables de la première période cholérique, mais le danger se trouve alors dans la seconde période de réaction qui emporte souvent le malade.

27° La période de réaction est généralement d'autant plus grave, que la période de dépression a été plus longtemps prolongée.

F.-V. BEAUREGARD,

Docteur en médecine, licencié ès-sciences naturelles,
ex-interne des hôpitaux civils de Paris.

ÉTUDES COMPLÉMENTAIRES

A Messieurs les Membres de l'Institut et de l'Académie impériale de Médecine.

Messieurs,

En 1849, lors de l'épidémie cholérique, j'eus l'honneur de vous adresser, le 21 juin et le 5 juillet, deux mémoires contenant le résultat de mes *Recherches sur la nature et le traitement du choléra asiatique* ; ces recherches, établies d'abord sur soixante-dix-huit cas bien constatés, le furent ultérieurement sur cent-dix-neuf, et m'avaient permis de poser les conclusions suivantes :

1° Le choléra est une maladie *maligne*, épidémique.

2° *Il peut prendre une apparence contagieuse dans des circonstances spéciales non déterminées.*

3° Le choléra n'est point une décomposition, une fermentation du sang, comme on l'a dit.

4° *Primitivement*, ce n'est pas non plus une phlogose gastro-intestinale. Ce phénomène ne se montre que *secondairement*.

5° *L'altération des sécrétions gastriques et intestinales* ne me semble qu'*un effet particulier* dépendant d'une cause non appréciée par M. Deville.

6° *Le choléra me paraît être une névrose du grand sympathique.*

7° L'effet immédiat de cette affection soudaine, c'est de déterminer l'explosion instantanée d'un trouble immense dans presque toutes les fonctions et sécrétions animales.

8° Ce trouble fonctionnel agit principalement sur les sécrétions gastro-intestinales qui se changent en un flux séreux alcalin considérable.

9° Le froid cholérique trouve son *analogie* dans le *froid des fièvres algides* et dans le *froid glacial de la peur.* J'attribue ce manque étrange de calorification, au trouble énergiquement spasmodique apporté dans les *fonctions vitales* qui président aux fonctions végétatives.

10° La *cyanose* est le symptôme de la lenteur et de la faiblesse du système circulatoire, qui, jointes à l'épaississement du fluide nourricier, produisent la stase du sang, surtout aux extrémités et dans tous les endroits éloignés de l'action impulsive du cœur, dans lesquels la circulation capillaire est très développée.

11° L'épaississement du fluide *nutritif est tout à fait mécanique*, — il a lieu par la simple soustraction du sérum du sang, qui forme le principal élément des selles cholériques, produites par la perversion des sécrétions gastro-intestinales.

12° Les accidents cholériques sont de deux ordres bien tranchés, les uns de *dépression* des forces organiques, les autres de *réaction.*

13° Les spasmes intestinaux qui produisent les mouvements péristaltiques désordonnés, et la perversion des sécretions gastro-intestinales, le froid cholérique, la cyanose, la petitesse du pouls, la prostration des forces, *sont l'expression de la première période.*

14° Les *spasmes essentiels*, proprements dits, se manifestent par une analogie de symptômes, qui leur rend assimilable la première période cholérique.

15° Cette analogie établie, on en peut déduire une similitude de traitement basée sur cette proposition : que, *plus les maladies spasmodiques sont soudaines et impétueuses, plus l'éther à de prises sur elles,* d'où je déduis, que, si comme je le pense, le choléra est une affection spasmodique du grand sympathique, *l'éther doit avant tout* former la base du traitement de la première période.

16° Divers auteurs ont raisonné et agi d'après ces idées, notamment M. le professeur Trousseau.

17° *L'éther convient comme traitement de premier ordre dans la première phase cholérique*, parce que, par son action excitante, il relève et stimule les forces dont peut encore disposer l'économie animale, il *apaise* et calme les troubles fonctionnels, qui en sont la conséquence ; — enfin, par son action essentiellement transitoire, il a l'avantage de ne pas compliquer ou aggraver la deuxième période, que j'appelle de réaction ou inflammatoire.

18° On doit donner l'éther à des doses infiniment plus fortes, qu'on ne l'a donné jusqu'alors. On se trouve très bien de l'associer au laudanum pour son administration.

19° Il faut y recourir franchement et largement dans le moment le plus rapproché possible de l'attaque cholérique.

20° En donnant l'éther et le laudanum il est bien essentiel de ne négliger aucun des moyens auxiliaires, sur l'efficacité desquels l'expérience a prononcé, tels que boissons stimulantes chaudes, cataplasmes vinaigrés ou sachets de cendre, eau chaude aux pieds et autour des extrémités.

21° Le traitement de la première période n'est point applicable à la seconde, dans laquelle il serait même nuisible.

22° La période de réaction, sera combattue par des sinapismes d'heure en heure, des compresses froides sur le front, une excitation moins grande, et enfin tout à fait nulle dans les moyens employés. — On se trouve bien d'employer les toniques amers, notamment les préparations de quinquina, vin, extrait, etc.

24° Les émissions sanguines m'ont été défavorables dans les deux cas seulement où je les ai employées.

24° Le choléra sec est curable par l'emploi de l'éther laudanisé à hautes doses.

25° Tout cholérique, traité dans les quatre premières heures qui suivent l'attaque de la maladie, *doit être guéri*.

26° Après six, huit, neuf, dix ou douze heures de maladie, l'administration de l'éther laudanisé arrête toujours et sûrement les accidents les plus formidables de la première période cholérique, mais le danger se trouve alors dans la seconde période, dite de réaction, qui emporte souvent le malade.

27° La période de réaction est toujours d'autant plus grave que la période de dépression a été plus longtemps prolongée.

Peu de temps après l'envoi des mémoires dont je viens de rappeler les conclusions, j'eus occasion de me rencontrer avec feu M. le professeur Récamier (1), ce savant éminent, observateur aussi profond que clinicien distingué, voulut bien se renseigner près de moi sur les données qui m'avaient guidé dans l'emploi de l'éther laudanisé à hautes doses, — il fut extrêmement satisfait des *aperçus* que je lui soumis et voulut bien m'en remercier chaleureusement. — Mais M. Récamier ne s'en tint pas là, il me fit affectueusement de sérieuses objections, il redoutait le coma ! — la stupeur produite par les narcotiques ! — enfin l'empoisonnement par l'opium chez les malades traités par le moyen qui, cependant, m'avait toujours réussi ; — il aurait voulu ne pas dépasser trois ou quatre grammes d'éther et XV ou XX gouttes de laudanum par potion de cent cinquante grammes de véhicule.

Désireux de savoir à quoi m'en tenir, et de voir si en effet l'éther et le laudanum, *à doses réduites*, réussiraient avantageusement comme beaucoup de praticiens honorables, bien posés, consciencieux et instruits le prétendaient ; — je donnai aux dames religieuses de St-Aubin, dont tout le monde a pu apprécier à Graville, lors du fléau cholérique, la charité inépuisable, l'abnégation sublime, le zèle et le dévouement à toute épreuve (2), je donnai, dis-je, à ces pieuses filles, chargées spécialement de la visite des pauvres à domicile, les instructions les plus détaillées, les plus complètes et les plus précises pour soigner convenablement les cholériques, les priant de m'informer dès qu'elles rencontreraient des cas graves, pour que je pusse surveiller les traitements qu'elles devaient faire à l'aide de l'éther laudanisé *à doses réduites*. — Cette épreuve décisive ne devait durer que *douze jours* ; — pendant ces *douze mêmes jours*, et dans les mêmes circonstances climatériques, épidémiques et météorologiques, je soignai, par *l'éther laudanisé à hautes doses,* tous les autres malades qui s'adressèrent directement à moi.

---

(1) Chez M. Jules Ancel.

(2) J'ai plus d'une fois rencontré le soir Mme St-Hilarion, accompagnée d'une de ses sœurs, portant matelas et couvertures chez des cholériques. Ces faits admirables ont été plusieurs fois accomplis à ma connaissance dans la rue Flore.

Les résultats obtenus par les deux traitements comparés, furent les suivants :

Pendant douze jours vingt-quatre malades furent traités par l'éther et le laudanum donnés à *doses réduites.*

Guérisons obtenues... neuf.

Morts............... quinze.

Pendant les douze mêmes jours, dans toutes les mêmes circonstances, etc., vingt malades furent traités par moi, et le furent par l'éther *laudanisé à hautes doses.*

Guérisons obtenues... seize.

Morts........ ...... quatre.

Comme preuve de ces faits, je transcris ici une lettre officiellement adressée à l'autorité locale à cette époque.

« *A Monsieur le Maire de Graville-l'Eure, le docteur*
V. Beauregard, licencié ès-sciences naturelles. »

« Monsieur le Maire,

» Conformément à la demande que vous m'avez fait l'honneur de
» m'adresser, je vous envoie le bulletin des cholériques que j'ai
» visités depuis 12 jours,—leur chiffre est assez élevé ; il comprend
» à la fois les malades soignés par Mmes de St-Aubin, sous ma sur-
» veillance, et ceux exclusivement visités par moi seul. — Je les
» divise en deux catégories, selon le mode de traitement employé ;
» en effet, la méthode suivie, d'après mes ordres positifs, par les
» sœurs des malades, a consisté, suivant l'avis d'hommes distingués
» et consciencieux, à ne pas dépasser deux, trois ou quatre grammes
» d'éther, et vingt ou vingt-cinq gouttes de laudanum, par potion
» de cent cinquante grammes de véhicule, à donner par cuillerées,
» de demi-heure en demi-heure d'abord, puis d'heure en heure.
» C'est le traitement éthéré laudanisé *à doses réduites.* — Ceux qui
» ont été soignés directement par moi, pendant ces douze mêmes
» derniers jours, l'ont tous été par l'éther laudanisé *à larges doses,*
» graduant la quantité d'éther et de laudanum, suivant l'intensité

» de l'affection cholérique, et donnant six, huit ou dix grammes
» d'éther associé à trois ou quatre grammes de laudanum de syden-
» ham, dans un véhicule de cent cinquante grammes, par cuillerée,
» de demi-heure en demi-heure, ou, suivant le cas, d'heure en
» heure. Dans l'un et l'autre mode de traitement, on a employé,
» comme auxiliaires, tous les moyens reconnus utiles, tels que bou-
» teilles d'eau chaude, couvertures de laine, infusion de menthe ou
» de thé alcoolisé, frictions, sinapismes, etc., etc.

TABLEAU

Des Cholériques traités à doses réduites

« 45 ans,	Femme Lapôtre, rue Bourdaloue, 11,	guérie.
» 7 ans,	Enfant Manchou, rue Ste-Marie, 12,	guéri.
» 3 ans,	Enfant Gazé, rue Ste-Marie, 12,	id.
» 1 an,	Enfant Bourgeois, rue Flore,	id.
» 40 ans,	Femme Despretz, rue du Neuf, 5,	guérie.
» 55 ans,	Langlois, rue Flore,	guéri.
» 36 ans,	Femme Le Marchand, rue de Normandie,	guérie.
» 9 ans,	L'Echallier, rue de la Glacière,	guéri.
» 18 ans,	Lemelle, rue de Neustrie,	id.
» 8 mois,	Enfant Broll, rue Hilaire-Colombel, 17,	mort.
» 1 an,	Enfant Bouteleux, rue Duquesne,	id.
» 50 ans,	Lefrançois, rue de l'Ilet,	id.
» 8 mois,	Grimault, rue Clovis, 26,	id.
» 28 ans,	Bosquet, à l'Eure,	id.
» 18 mois,	Enfant Lefrançois, à l'Eure,	id.
» 40 ans,	Femme Chandelier, rue Duguesclin,	morte.
» 1 an,	Enfant Cherest, rue de Neustrie,	mort.
» 37 ans,	Willy, rue Papin,	id.
» 27 ans,	Femme Duboc, rue de Neustrie,	morte.
» 35 ans,	Femme Lainé, rue Flore,	id.
» 27 ans,	Joseph, rue Papin,	mort.
» 65 ans,	Veuve Boulard, rue Kléber, 17,	morte.
» 49 ans,	Séry, rue Flore,	mort.
» 70 ans,	Femme Wich, rue Papin,	morte.

TOTAL......... 24 { Sauvés.................. 9
Décédés.................. 15

» Ainsi, la proportion de mortalité peut être évaluée à 3/5mes
» environ, par l'emploi du traitement éthéré-laudanisé, pratiqué
» à doses réduites. — Il reste à constater les résultats obtenus
» pendant le même laps de temps par l'éther et le laudanum, à
» *hautes doses*. — Voilà, ci-joint, le tableau dressé à cet effet.

A Graville,	35 ans,	Mme Huet, marchande de parapluies, rue de Normandie,	guérie.
	4 ans,	Enfant Lainé, rue Flore,	guéri.
	28 ans,	Mme Lambert, rue Flore,	guérie.
	2 ans 1/2,	Enfant Mauduit, rue Flore,	mort.
	67 ans,	Mme Mack, rue Ste-Marie,	morte.
	4 ans,	Enf^t Barthélemy, r. de Normandie,	guéri.
	38 ans,	Mme Scalberg, rue de la Brasserie,	guérie.
	21 ans,	Mme Drash, rue Ferdinand,	id.
	22 ans,	Mlle Car. C***, rue du Mont-Joly,	id.
	20 ans,	M. Hauss, rue Ferdinand,	guéri.
	39 ans,	Femme Lefrançois, r. de la Vallée,	guérie.
	21 ans,	Desgardins, rue de l'Eglise,	guéri.
	50 ans,	M. O***, rue Buffon,	id.
Au Perrey,	22 ans,	M. A. Ganivet, rue du Perrey,	id.
	35 ans,	Mme Ganivet, rue du Perrey,	guérie.
	45 ans,	Mme Courtois, rue Traversière,	id.
	14 ans,	Julie Pau, rue du Perrey,	id.
	10 ans,	Louis Pau, rue du Perrey,	mort.
Au Havre,	15 ans,	Mlle Muggell, rue Molière,	morte.
A Ingouville,	4 ans 1/2,	Enf^t Lemonnier, r. de la Concorde,	guéri.

TOTAL........ 20 { Sauvés.................. 16
{ Morts.................. 4

« Et encore faut-il dire que chez la demoiselle Muggell et chez
» l'enfant Pau je n'ai été appelé qu'à la dernière extrémité.

» En résumé, Monsieur le Maire, la mortalité peut être évaluée à
» *un cinquième au plus* des cas soignés par l'éther laudanisé à
» hautes doses.

» J'ai l'honneur d'être,

Dr BEAUREGARD.

Il suffit, je crois, d'exposer purement et simplement les faits, pour être bien pénétré de la valeur des *assertions émises dans les paragraphes 18 et 19 des* conclusions que j'ai posées il y a quatre ans ;—savoir : dans le choléra, *on doit donner l'éther comme médicament de premier ordre dans la première période cholérique, et à des doses infiniment plus fortes qu'on ne l'a donné jusqu'à ce jour.*

De nouveau, cette année le choléra épidémique est venu frapper notre population, avec peu d'intensité jusqu'alors, il est vrai, mais enfin vingt-six observations soigneusement recueillies dans ma clientèle particulière, pendant le mois dernier, me permettent d'affirmer que les conclusions rappelées ci-dessus *sont toutes de la plus rigoureuse exactitude.* — Pour éviter les redites, je ne ferai que retracer rapidement l'historique du choléra dans notre localité, et relater quelques observations qui montreront les caractères particuliers qu'il affecte.

Le 16 septembre dernier, je fus informé par mon honorable confrère M. le docteur Maire, qu'une invasion de choléra épidémique dans notre cité paraissait imminente ; — un cholérique demeurant dans le voisinage du marché avait déjà même reçu ses soins et avait été heureusement guéri quelques jours auparavant (1).

Le surlendemain, 18 du même mois, je fus appelé près de la dame Legras, rue de Condé, 12, en proie depuis trois heures et

---

(1) « A l'occasion de cette communication, je m'empressai de demander à M.
» Maire, dont tout le monde connaît l'exquise urbanité, le remarquable talent d'ob-
» servation, et la science réelle, quel mode de traitement il avait suivi ? — J'ai em..
» ployé, me dit-il. l'éther et le laudanum, comme je l'ai fait bien des fois avec
» succès dans l'Inde. — Il y a de cela déjà bien des années, et, puisque vous faites
» des efforts pour populariser ce traitement, qui est bon, permettez-moi de ré-
» clamer la priorité. »

Je ne relate ce fait que pour montrer une fois de plus que le traitement que je préconise et dont je me suis, en 1849, efforcé de prouver la parfaite rationalité, n'est pas nouveau, mais qu'il est au contraire fort accrédité dans les lieux où le choléra est *endémique,* et dans lesquels une expérience journalière a pu démontrer son incontestable efficacité.

demie, à une violente attaque de choléra à laquelle elle échappa contre toute attente. — Vingt-cinq jours après, le 13 octobre, à minuit, Mme Séminel, rentière, Grande-Rue d'Ingouville, 57, fut frappée avec beaucoup de spontanéité et d'intensité; sa convalescence dura dix ou douze jours. — Dans ces trois cas, il n'y a pas eu la moindre *apparence contagieuse*, c'étaient des faits isolés, rien de plus.—La maladie débutait insidieusement et impétueusement avec toute sa *malignité ordinaire* ; mais attaquée vigoureusement par *l'éther laudanisé à hautes doses*, elle devait abandonner ses victimes, il n'en fut pas malheureusement toujours de même.

Le 13 octobre, à dix heures du soir, Minger, âgé de trente-quatre ans, raffineur, rue Catinat, 29, fut pris par l'épidémie, sans cause connue, si ce n'est toutefois la transition brusque du chaud au froid ; on ne me vint chercher que dix heures et demie après l'attaque, c'est-à-dire le 14, à huit heures et demie du matin, on perdit deux heures pour se procurer les médicamens, — aussi, vainement, je recourus aux moyens les plus énergiques, rien ne put relever les forces vitales déprimées et résolues par la lésion cholérique, il mourut à minuit. — Dans la même journée du 13 octobre, sa jeune femme Catherine Minger, âgée de vingt-huit ans, qui le soignait, fut atteinte par le fléau ! — Frappés de stupeur, ses parens la laissèrent sept heures, sans me faire part de sa maladie, et quoique tombée malade dix-sept heures après son mari, elle ne lui survécut que de quelques minutes, — leur enfant, âgé de huit mois, éprouva de graves accidents cholériques, mais soigné avec intelligence par sa tante Mme André Barth, il fut sauvé. — Quelques jours après, cette dame, sœur de la femme Minger, échappait à une crise épidémique, ainsi que la dame Bernard, qui, demeurant dans le même escalier que les époux Minger, faillit succomber à son tour. — Ce n'est pas tout, Minger avait, dans la journée du 13, reçu la visite de Schneider, son parent, demeurant rue Ferdinand, 47. — Le lendemain, à une heure et demie d'après-midi, Schneider expirait dans la période cyanosique de la maladie *(j'avais été appelé onze heures après l'invasion cholérique)*. Le soir même sa femme et trois de ses enfans étaient atteints, deux succombèrent. — La famille Schneïder reçut d'abord mes soins, puis ceux de mon estimable confrère M. le docteur Müller. — Schneider et les siens furent assistés par Hiller Jean, Hiller Michel et sa femme ; le 20 octobre, cette dernière, malgré les soins qui lui furent prodigués par un de mes confrères, succombait, tandis que son neveu, Hiller Jean, soigné par moi, échappait au fléau, qui, le 21, frappait Michel, rue Ferdinand, 37, dont la convalescence fut assez rapide. — Le 22 au soir, Mme Ch. Goëtz, demeurant rue Bourdaloue, alla visiter Michel Hiller, et dès le lendemain dimanche 23 octobre, elle fut prise avec une extrême violence, et quoique secourue dans les deux premières heures, elle eut douze jours de convalescence.

Voilà donc *quatorze* personnes frappées en *dix jours*, et *toutes moins une,* dans la même famille, habitant la rue Catinat, 29 et 31, et la rue Ferdinand, 47 et 37. — Chez *toutes*, moins Minger, on voit pourquoi elles ont été prises..... C'est à la suite d'une visite chez un cholérique !... *Si l'on ne veut pas admettre* dans l'ensemble de ces faits si simples, si clairs, si patents, si dépourvus de toute complication, *une véritable contagion*, on sera bien forcé de reconnaître au moins la stricte exactitude de l'assertion que j'ai émise dès 1849, savoir :

« *Le choléra épidémique peut prendre une apparence contagieuse* » *dans des circonstances spéciales non déterminées.* »

D'autres cas sont encore venus confirmer cette donnée. Le 20 octobre, on apporte rue Demidoff, maison Prevel, l'enfant Derrache, âgé de douze ans, pris de crampes, de selles et de vomissements séreux, au milieu de son travail. — Le jeune Anouëtte, également âgé de douze ans, va le voir, et, le même jour, quelques heures après, il est frappé très gravement par l'épidémie à laquelle il a beaucoup de peine à résister ; — le 22, ces deux petits malades étaient à peu près hors de danger, la dame Quesnel, jeune femme de vingt-quatre ans, entre voir l'un d'entre eux, le 23, à neuf heures du matin, elle est prise et cyanosée presque d'emblée.

Comment expliquer ces trois attaques en deux jours dans le même escalier ?... Le choléra ne revêt-il pas encore là *une apparence contagieuse ?*

Je m'arrête dans l'exposé de ces preuves pour passer à un autre ordre de faits, que j'ai soigneusement notés.

1° *La réaction qui paraissait s'établir* chez les époux Minger a *été brusquement* et *instantanément arrêtée* vers dix heures du soir, le 13 octobre, au moment même d'un violent orage qui a éclaté sur notre ville.

2° Parmi les vingt-six cholériques que j'ai soignés le mois dernier,

13 occupaient les habitations à l'*est*.

3 » » » au *sud*.

4 » » » à l'*ouest*.

6 » » » au *nord*.

3° Parmi eux, vingt-et-un ont été pris de sept heures du soir à une heure de nuit.

4° Dans *dix-neuf cas*, il y a eu *apparence contagieuse*.

5° Dans vingt-deux cas, il y a eu cyanose, algidité, etc., quoique la plupart des malades aient été secourus dans les trois ou quatre premières heures qui suivaient le début.

6° Dans les cas graves, le choléra a toujours pris *la forme coma-teuse*.

7° Tous les vingt-six cholériques ont été traités par *l'éther lau-danisé à hautes doses*.

Ce mode de traitement a donné les résultats suivants :

Cholériques guéris...... 22

» morts...... 4

Total 26

Ces résultats prouvent bien éloquemment, à mon avis, ainsi que je l'avais établi en 1849 :

1° *Que l'administration de l'éther sulfurique, laudanisé à hautes doses, doit être considérée comme médication de premier ordre dans le traitement du choléra épidémique* (1).

2° Que tout cholérique, soigné dans *les trois ou quatre premières heures* qui suivent l'invasion de la maladie, *doit être guéri*.

En terminant ce travail complémentaire, je vais rapporter quelques observations qui montreront les caractères particuliers affectés par l'épidémie 1853.

---

(1) Quelques praticiens ont recommandé l'emploi du chloroforme. — Il fait, en effet, cesser rapidement les spasmes cholériques, mais il a le grave inconvénient de stupéfier le système nerveux, et de s'opposer par suite au *relèvement* des forces vitales déprimées ;— du reste, je dois ajouter que pendant l'épidémie cholérique 1853, un de mes confrères, homme consciencieux et d'un mérite incontestable, eut,

1re OBSERVATION.

Le dimanche 18 septembre, la dame Legras, âgée de quarante-huit ans, demeurant rue de Condé, 12, est atteinte, vers sept heures et demie du soir, de violentes coliques, qui, tout à coup, se transforment en crampes dans l'estomac et dans les membres ; spontanément surviennent des selles séreuses de deux minutes en deux minutes, des vomissements presque continuels de matières cholériques, *d'eau de savon, disent les gens qui l'entourent,* — on vient me chercher deux heures après l'explosion de ces accidents, j'arrive près d'elle, à dix heures et demie, les vomissemens et les selles séreuses n'ont pas cessé un instant, — les crampes du bas ventre, de l'épigastre et des membres redoublent chaque fois d'intensité ; face hypocratique, sentiment d'angoisse extrême répandu sur toute la physionomie, enfoncement des yeux dans les orbites, algidité, sueur froide et visqueuse sur tout le corps, langue et *haleine froide, cyanose* des ongles, des paupières et des lèvres ; teinte grisâtre de toute l'habitude du corps, battements du cœur obscurs et désordonnés, pouls radial, à peu près nul, urines supprimées.

J'ordonne immédiatement :

> Ether sulf. . . . . 6 grammes.
> Laud. Syd. . . . . 3 grammes.
> Sirop diacode . . . . . . 45 grammes.
> Eau de menthe. . . . . . 110 grammes.
> F. S. A. la potion.

deux cuillerées de suite, puis six cuillerées de quart d'heure en quart d'heure, et les suivantes de demi-heure en demi-heure.

Pour boisson, infusion de menthe chaude alcoolisée, eau bouillante aux pieds, frictions sèches, pratiquées sur les membres, par-dessus les couvertures chauffées. Dès les deux premières cuillerées, la malade ressentit un bien-être général et sensible, aussitôt après la quatrième cuillerée, les vomissements et les selles séreuses cessèrent

---

dans sa clientèle, *onze malades cholériques,* qu'il a tous traités par le *chloroforme laudanisé,* et tous les moyens auxiliaires imaginables. — Vainement il leur prodigua les soins les plus dévoués, il n'obtint pour résultat que :

> Guérisons. . . . . *six.*
> Morts . . . . *cinq.*
> Total. . . . . . . *onze.*

pour ne plus revenir. Après la sixième, les crampes disparurent pour ne plus reparaître qu'à de longs intervalles. Enfin après trois ou quatre heures d'indécision, la réaction s'établit difficilement, puis, vers cinq heures du matin, franchement et modérément inflammatoire. — Malgré la réaction, sentiment général et profond de faiblesse et d'anéantissement, sinapismes aux jambes de demi-heure en demi-heure, puis d'heure en heure, potion éthérée laudanisée au vin de quinquina, à prendre d'heure en heure, bouillon de bœuf chaud et limonade à l'extrait de quinquina, — ventilation des appartements, chaleur modérée, bref, réaction de trente-huit heures.

2ᵐᵉ Observation.

Madame S***, rentière, Grande-Rue d'Ingouville, 97, âgée de cinquante-trois ans, alla se promener au champ-de-foire, toute la soirée du 13 octobre; elle rentra chez elle, vers dix heures, parfaitement bien portante et se mit au lit, — une demi-heure après, elle sentit dans tout son être, un *mouvement particulier* suivi de crampes à l'estomac et de déjections alvines abondantes, auxquelles succédèrent des selles séreuses, de minute en minute les crampes augmentent et gagnent les jambes, les cuisses, et la région des reins. — J'arrive à minuit près de la malade, sentiment d'anxiété répandu sur toute la face, teinte bleue noirâtre des lèvres, du pourtour des yeux, des doigts et de l'extrémité du nez; — crampes affreuses à l'épigastre, douleurs intolérables dans les lombes, — les selles séreuses ont cessé, les vomissements continuent; — froid et sueur cholériques sur toute l'habitude du corps, faiblesse et anéantissement inexprimable. Je diagnostique aussitôt, un cas de choléra grave, et, en conséquence, j'ordonne des demi-lavements, de demi-heure en demi-heure, avec chacun dix gouttes de laudanum, jusqu'à cessation des douleurs et des spasmes; — en même temps, par cuillerées, de quart d'heure en quart d'heure ou de demi-heure en demi-heure, si les crampes diminuent, la potion suivante :

Ether sulf.........	8 grammes.
Laud. syd.........	2 grammes.
Sirop diacode.......	50 grammes.
Eau de menthe......	150 grammes.

F. S. A. potion.

puis couvertures, sinapismes aux jambes, embrocations laudanisées au creux de l'estomac, infusion de menthe chaude et alcoolisée, frictions sèches sur les membres. A trois heures du matin, tous les accidents de dépression ont disparu ; à quatre heures et demie, la réaction s'établit franchement et modérément, elle dura trente heures et fut suivie de dix jours environ de convalescence.

3me ET 4me OBSERVATION.

Le vendredi 14 octobre, Minger Paul, trente-quatre ans, raffineur, rue Catinat, 29, fut atteint la veille au soir, vers dix heures un quart, de selles séreuses, crampes, vomissements et froid cholérique. A minuit, les accidents avaient tellement augmenté, que ses parents assemblés le considérant comme mort, ne jugèrent pas devoir me venir quérir ; la nuit se passa dans d'atroces douleurs. Le lendemain à sept heures et demie, on vint réclamer mes soins. — A huit heures, j'arrivai près de Minger : face hypocratique, sueur froide et visqueuse, agitation brusque des membres, garde-robes et vomissements aqueux très répétés, cyanose complète, plis inertes aux pieds, soif dévorante.

Je m'empressai de faire comprendre à ceux qui l'entouraient, l'urgence de le soigner activement et avec zèle, car ils me paraissaient tous stupéfiés par la vue de la maladie et parfaitement convaincus qu'il n'y avait rien à faire pour soulager le malheureux Minger !! J'ordonnai la potion *éthérée laudanisée* à *hautes doses* et tous les soins accessoires ; je revins à neuf heures, rien n'était commencé du traitement ordonné. A dix heures, je revins de nouveau, rien n'était encore exécuté ; il semblait que ce fût un parti pris de laisser mourir Minger sans essayer au moins de le sauver. A trois heures, je vis Minger, il était alors enveloppé dans une couverture prêtée par une voisine, les vomissements, les selles et les crampes avaient disparu, la *cyanose persistait*, mais une teinte rosée commençait à paraître sur tout le corps. Le soir, vers neuf heures, la réaction était *franchement* et *largement inflammatoire*, le pouls, quoique peu développé, est régulier ; la face est prostrée, — il ne reste plus qu'un état comateux prononcé, mais peu profond. — A ce moment, un orage affreux éclatait sur notre ville, la pluie tombait par torrents ; je dus rester quelque temps chez Minger, alors je fus témoin d'un phénomène bien bizarre. La réaction commencée chez le malade, s'arrêta subitement, la chaleur *active* interne qui commençait à se réveiller, disparut subitement, la cyanose reparut presqu'instantanément ; — il y eut, en un mot, *résolution* complète et presque *spontanée* des forces vitales qui n'étaient que *déprimées* primitivement. — Deux heures après Minger était mort. Sa femme, atteinte près de dix-sept heures après lui, présenta les mêmes accidents et ne lui survécut que de quelques minutes.

5me ET 6me OBSERVATION.

Le jeudi 20 octobre, Mme D***, rue Clovis, 4, se mit au lit vers dix heures sans se douter de rien ; vers onze heures et demie, cette dame fut réveillée par d'affreuses crampes dans l'estomac et le bas-ventre, accompagnées de vomissements aqueux réitérés, de selles d'abord bilieuses, puis presque aussitôt de nature séreuse, — *trois quarts d'heure après seulement*, c'est-à-dire vers minuit un quart, j'arrivai près de la malade. Pouls filiforme, face hypocratique, froid et sueur cholérique sur tout le corps, cyanose du pourtour des yeux, des lèvres et des extrémités, spasmes très fréquents et tellement atroces que la malade se recroqueville sur elle-même, de façon que bien qu'elle soit normalement de haute taille et très forte, la longueur totale de son corps, au moment des crises, ne semble pas excéder un mètre.

Immédiatement j'ordonne :

Ether sulf.	8 grammes.
Laud. Syd.	3 grammes.
Sirop diacode	50 grammes.
Eau de menthe	160 grammes.

F. S. A. potion.

deux cuillerées de suite, puis les six premières cuillerées de quart d'heure en quart d'heure, et les autres de demi-heure en demi-heure. — Les deux premières cuillerées arrêtèrent aussitôt les vomissements ; dès la quatrième, les crampes diminuèrent à la fois et d'intensité et de fréquence ; enfin, après la huitième, la chaleur revint au corps, la cyanose disparut, ainsi que les spasmes, pour ne plus revenir. A cinq heures et demie du matin, la réaction s'établit franche et modérée ; elle dura trente-six heures, pendant lesquelles de peur de rechute, on continua la potion ci-dessus toutes les trois heures. — Mme D*** fut complétement rétablie après huit ou neuf jours de convalescence ; bien entendu, j'ai employé, de concert avec la potion éthérée laudanisée, tous les moyens auxiliaires ordinaires.

Nota. — La personne qui fait le sujet de cette observation reçut, lors de son attaque, quelques bons offices d'une voisine, Mᵐᵉ Schroëder, qui, le lendemain, fut prise, à son tour, d'accidents cholériques notables qui furent heureusement sans gravité.

7ᵐᵉ OBSERVATION.

La dame Quesnel, vingt-quatre ans, maison Prevel, rue Demidoff. Le dimanche 23 octobre, à dix heures du matin environ, cette jeune femme fut soudainement prise de vomissements aqueux et de diarrhée séreuse, avec crampes dans les membres, et surtout au creux de l'estomac et dans le bas ventre, — étant dans le quartier, chez la dame Ch. Goëtz, également cholérique, j'arrivai près d'elle à dix heures et demie, — il y avait déjà un amaigrissement énorme de la face, froid et sueur gluante sur tout le corps, cyanose des extrémités, du pourtour des lèvres et des yeux.

J'ordonne la potion suivante :

Ether sulf..........	6 grammes.
Laud. syd..........	2 grammes.
Sirop diacode.......	50 grammes.
Eau de Menthe......	160 grammes.

F. S. A. la potion.

deux cuillerées de suite, puis une cuillerée de demi-heure en demi-heure, et tous les soins ordinaires.

A midi, j'y retournai, plus de crampes, plus de vomissements, plus de selles, mais le froid et la cyanose persistent ; continuation des moyens précédemment employés.

Confiant dans le mieux déjà établi, je n'y retournai qu'à neuf heures du soir. — Je trouvai alors, à ma grande surprise, la dame Quesnel dans un état déplorable, le froid cholérique très prononcé, sueur visqueuse très abondante, les vomissements aqueux ont été répétés, et les selles séreuses incessantes depuis trois heures après midi, — langue glacée, haleine froide, pouls radial imperceptible, urines entièrement supprimées depuis le matin, cyanose complète par tout le corps, *teinte bistre* sur les côtés du tronc, coma profond, voix éteinte. Je taugai vivement de leur négligence les personnes qui l'entouraient, et qui n'étaient pas venues me chercher en présence d'une telle aggravation d'accidents. — J'appris en même temps, avec découragement, que le dépôt de couvertures établi à la filature par la charité privée, était épuisé, — et cette pauvre femme n'en avait d'aucune sorte autour d'elle; vite j'envoyai prier Mme St-Hilarion, supérieure des salles d'asile, dont le dévouement sait combler toutes les lacunes, de vouloir bien remédier à cette pénurie; — grâce à elle, une couverture fut procurée, la dame Quesnel y fut enveloppée à nu, des bouteilles d'eau chaude l'entourèrent de toutes parts, une personne sûre et dévouée fut, par mes soins, placée près de la malade qui, de quart d'heure en quart d'heure, prit la potion suivante :

Ether sulf.	8 grammes.
Laud. Syd	4 grammes.
Sirop diacode.	50 grammes.
Eau de menthe.	160 grammes.

F. S. A. Potion.

sous l'influence de ces soins intelligents, les vomissements et les selles disparurent rapidement, le froid cessa peu à peu, — à une heure de nuit, la réaction commença d'une manière indécise, puis, vers deux heures, bien *franchement*, alors on donna la potion de demi-heure en demi-heure. A six heures du matin, la cyanose avait tout à fait cessé, on donna alors les cuillerées d'heure en heure; à neuf heures du matin, je les fis donner de deux heures en deux heures; à midi, de trois heures, en trois heures; dans l'intervalle, on administra du bouillon, un peu de vin et surtout de l'infusion de menthe alcoolisée. Enfin, le lendemain à neuf heures, la réaction, qui avait duré trente-deux heures, disparaissait; deux petits potages dans la journée, bouillons fréquents. — Guérison complète après huit ou dix jours de convalescence, caractérisée par des crampes douleureuses dans les bras et les cuisses et une extrême débilité d'estomac, qui céda aux prises du carbonate de fer et de cannelle, et à une nourriture exclusivement azotée.

8me Observation.

L'enfant Leblanc, six ans, rue Ferdinand, 39; le sept novembre, à six heures un quart du matin, on vint me chercher pour soigner ce petit malade; occupé malheureusement d'un autre côté, je ne pus y aller qu'à huit heures. J'appris alors que depuis quatre heures du matin, il était en proie aux selles aqueuses et aux vomissements de même nature. il y avait coma profond, cyanose générale, froid et sueur visqueuse sur tout le corps, les yeux seuls semblaient avoir conservé quelque peu de vie, le reste de l'individu paraissait déjà frappé de mort, pas de voix, *langue froide* ainsi que la *respiration* ; d'après le rapport des parents, ce pauvre petit aurait été *cyanosé d'emblée*, il serait devenu très bleu dès le début de sa maladie. Vainement je recourus à l'éther *laudanisé à hautes doses*, un lamentable mal-entendu paralysa l'action du médicament, on administra *des cuillerées à café* lorsque j'avais prescrit *des cuillerées à soupe*, aussi perdit-on deux heures et demie bien précieuses, et quand je revins à dix heures et demie, quoique les vomissements et les selles aient été arrêtés, je fus bien forcé de ne conserver aucun espoir. En effet, à midi et demi, ce pauvre enfant expirait dans mes bras.

J'ai rapporté exprès, avec intention, parmi ces cas, ceux des malades que j'ai perdus. Je pourrais maintenant citer dix-huit autres observations heureuses, mais elles ne seraient que la répétition de celles concernant Mᵐᵉˢ Legras, Séminel, Schroëder, Quesnel et D***.

Et maintenant la forme de l'invasion cholérique de 1853 a-t-elle différé de celle affectée par l'épidémie, en 1848-49 ? — *Positivement non* ; seulement la cyanose *a été plus fréquente*, moins intense et *est arrivée plus promptement*, ainsi que le *coma*, qui semblait plutôt tenir à un affaissement de tout l'individu qu'à une congestion sanguine ; car chez la dame Quesnel, chez la dame Legras, chez Hiller, chez Anoëtte, chez la dame Ch. Goëtz, il y a eu coma profond, qui a parfaitement cédé aux sinapismes, aux compresses froides, et surtout à l'emploi vigoureux de la potion éthérée laudanisée ; chez les époux Minger, chez Schneider et Leblanc, le coma a précédé la mort sans qu'il y ait eu ni agitation, ni mouvements convulsifs. Si donc, l'épidémie de 1853, qui a débuté *spontanément* et non point *contagieusement* dans notre section, a présenté les mêmes caractères de *malignité* qu'en 1848-49, à quoi doit-on attribuer la différence immense de mortalité ? *Uniquement je crois à l'efficacité du mode de traitement que je préconise*, et la preuve, c'est que dans notre localité et dans toutes les mêmes conditions *identiques*, par conséquent, un de mes dignes confrères, homme éminent, consciencieux et instruit, parfaitement au courant des progrès scientifiques, n'a pu guérir que *six malades cholériques sur onze* qu'il eut à soigner dans sa clientèle particulière, et pourtant, nul n'a pu mettre plus de zèle, plus d'activité et de dévouement que lui près des malades. La différence du traitement explique seule, à mon avis, l'énorme différence des résultats obtenus.

J'ai l'honneur d'être, avec la plus profonde considération,

Messieurs,

Votre très humble serviteur,

F.-V. BEAUREGARD, .

DOCTEUR EN MÉDECINE,

Licencié ès-sciences naturelles, ex-interne des hôpitaux civils de Paris.

Graville-le-Havre, le 24 novembre 1853 (1).

(1) *Post-Scriptum.* — Depuis l'envoi de ce dernier mémoire à l'Institut et à l'Académie de Médecine, neuf nouveaux cas de choléra épidémique se sont montrés à Graville-le-Havre, dans ma clientèle particulière.

Dans deux cas seulement il y eut imminence de mort, ce fut chez les dames Fraboulet et Olivier, travaillant à la filature, et habitant toutes deux la rue Ferdinand.

Les neuf malades dont je parle ont tous été traités par l'éther laudanisé à hautes doses, et ont tous parfaitement bien guéri, malgré de graves complications chez l'un deux, l'enfant Picherot, demeurant Cours-Napoléon, — de sorte que depuis le 7 novembre dernier, il n'y a pas eu un seul décès cholérique dans notre circonscription.

1er Janvier 1854.

Havre. — Imp. CARPENTIER ET COMP., rue de la Halle, 29.

www.ingramcontent.com/pod-product-compliance
Ingram Content Group UK Ltd.
Pitfield, Milton Keynes, MK11 3LW, UK
UKHW021117140726
13695UKWH00004B/1545